U0142611

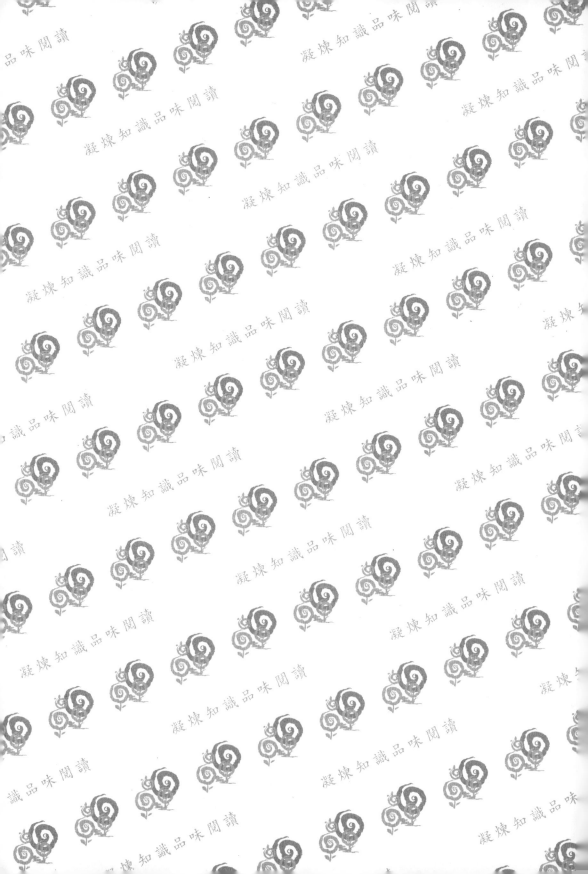

NURSING CARE OF ACUTE
CARDIOVASCULAR DISEASES

急性心血管疾病之護理

Cancer
Neoplasms
Ischemic heart
Cardiovascular diseases

葉美玲／陳興夏／陳靜修 著

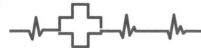

序

　　隨著人類壽命的延長以及生活型態的改變，全球心臟血管疾病的罹患者有逐年增加的趨勢，美國心臟協會（The American Heart Association）也呼籲民眾以積極的行為，來避免心臟血管危險因子，並降低其罹病之風險。然而，這個重要訊息知識的傳達推廣與衛生教育指導的提供，是需要仰賴醫護專業人員。面對科技資訊與知識經濟潮流的需求，許多專業都必須具有高度的彈性力與應變力來執行專業性的判斷，而護理專業人員亦即是如此。因此，新生代的醫護專業者，更需要具備此相關專業知識與信息。誠如美國疾病管制中心（Centers for Disease Control and Prevention）公佈世界有超過 2,500 種疾病，而其中多數的疾病是無法獲得痊癒，但是卻可以透過醫學科技的治療、生活型態的管理等，加以控制病情的進展。因此，當醫護專業人員同心協力將病患自疾病的死亡邊緣搶救回來後，更需要持續照護病患，使其不但能延續生命，甚至回歸家庭與社會，並享有健康的生活品質。

　　本專業研究發展團隊繼中醫經絡與俞穴、現代實用中經絡俞穴療護、人工髖關節置換術、親子護眼、中醫護理與保健等書籍與光

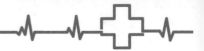

碟後，依然秉持著將專業回饋與貢獻社會的理想與信念，盡心撰寫與研發完成「急性心血管疾病之護理書籍」與「心血管障礙護理之互動式多媒體影音學習光碟」。「急性心血管疾病之護理」的紙本知識與訊息共有八個章節，第一章是「心臟結構」，介紹人體心臟的結構、循環系統、傳導系統等基礎醫學理論；第二章是「心臟功能」，介紹心輸出量、七個心動週期、心音、調節心臟功能之因素等；第三章是「心臟血管危險因子之介紹與控制」，介紹四大類心臟血管危險因子、控制危險因子的方法，包括戒菸、減肥、改變飲食、規律運動、維持血壓、控制血糖、減輕不當壓力等；第四章是「心臟血管疾病」，包含心絞痛、急性心肌梗塞、高血壓、急性腦溢血/梗塞、心衰竭、心因性休克等；第五章「心臟血管檢查」、第六章「心臟血管疾病藥物」、第七章「心臟血管疾病之心電圖判讀」，介紹心肌電位、心電圖生理、心電圖波形、心電圖導程、常見心律不整圖形與其判別等；第八章是「心血管疾病之照護」，介紹心臟復健運動、運動心肺功能測試、日常生活功能、復健原則、飲食原則等。此外，本書也介紹瘦體素（Leptin）、自由基（Free radicals）、微循環（Microcirculation）、同半胱胺酸（Homocyctein）等訊息與知識。

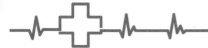

　　本團隊也耗時 2 年以互動式多媒體影音的功能，設計製作包含文字、3D 動畫、相關圖片、旁白製作、背景音樂、影帶播放、閱讀導覽、資料與情境查詢以及聯結等多元化學習光碟，使教授與學習教材呈現更為生動與視覺效果，以期更能吸引使用者的注意力以提昇教與學的成效。因此，使用者可以應用本光碟來輔助教授與學習，相信成效將會更多。為確認使用者的學習成效，本團隊邀請 117 位護理學生操作該光碟，其使用調查結果顯示：90.5%學生認為此光碟對輔助學習不但有效用且有效率，91.9%學生認為此光碟中的指示說明清楚。本團隊也根據使用者的建議修改本光碟，以期呈現最佳化的電腦科技支援成效來建構學習環境。本團隊再次邀請 126 位護理學生操作該光碟，整體而言，學生對此光碟的評價表達支持與肯定的態度。

　　身處於教學的教育型態更新、自我學習的行為改變、臨床醫療人力的緊縮等大環境趨勢的異動中，但是不變的是對疾病的積極療護、對健康與生活品質提昇的主動追求等。面對今日科技資訊與知識經濟時勢潮流的需求，許多專業都必須具有高度的彈性力與應變力來執行專業性的判斷，而護理專業人員亦即是如此。這些都需要在專業教育與專業成長中，培育並養成批判性思維的特質以及其能

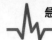 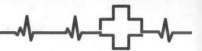
力，以期提升護理專業判斷之能力。因此，本團隊仍以誠摯之心，再次期盼您對「急性心血管疾病之護理」與「心血管障礙護理之互動式多媒體影音學習光碟」之再版，繼續給予指教與意見，以期共同為專業成就與全民健康福祉一起努力。

葉美玲、陳興夏、陳靜修

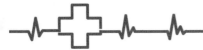
目　錄

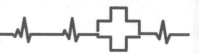

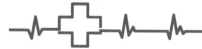

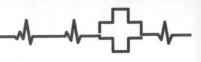

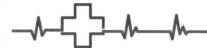

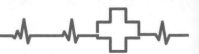

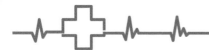

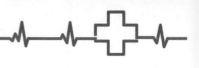

陸、心血管疾病之藥物與護理（Drugs and Nursing on the Cardiovascular Diseases）

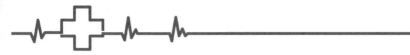

柒、心臟血管疾病之心電圖判讀（EKG of Cardiova-cular Diseases）

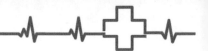

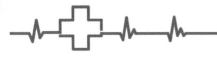

捌、心血管疾病之護理（Nursing Care of Cardiova-
scular Disease）

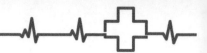

第一章

心臟
(Heart)

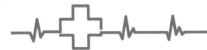

一、心臟的結構（Anatomy of the Heart）

　　心臟是一個中空的肌肉器官，位於人體的縱膈腔（mediasti-num）內、兩片肺葉之間，它有 2/3 部分是位於身體中線的左邊。心臟的大小約是一個人的拳頭大小，其長度約有 10～12 公分、最寬處約有 9 公分、厚度約有 6 公分，而重量約有 270 公克。心臟的頂端稱之為心底（base），是位於第二肋骨處；心臟的底部稱之為心尖（apex），是位於左鎖骨中線上第五肋間處。心臟最大的搏動點（point of maximum impulse, PMI）可以在左鎖骨中線上第五肋間

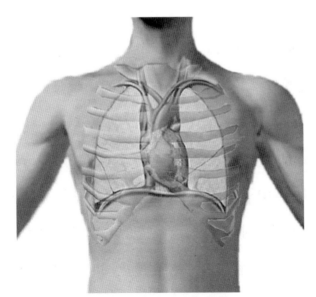

圖 1-1　心臟解剖位置圖

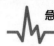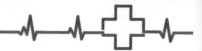

處觸摸得到。心臟的結構包括有心包膜、心臟壁層、心臟腔室、心臟瓣膜等，以下分別介紹。

(一)心包膜（Pericardium）

心包膜包圍著心臟，藉由這層膜的功能可以使心臟免於受創、感染等。心包膜有兩層的構造，分別是壁心包膜（parietal pericardium）以及臟心包膜（visceral pericardium）。壁心包膜是心包膜的外層，是由堅韌的纖維結締組織所組成，它附著於進出心臟大血管、橫膈膜以及胸廓的胸骨壁內面，亦附著於胸膜壁層。臟心包膜則是心包膜的內層，是為漿膜層，比較薄且脆，它是位在心臟的基部以及大血管附近。這兩層的心包膜主要功能是可以防止心臟的過度膨脹，並且圍繞著心臟形成一個堅韌的保護膜，以及將心臟固定於縱膈腔。

位於壁心包膜和臟心包膜之間的是心包膜腔（pericardial cavity），其內含約 10～35 毫升的清澈液體，此為心包膜液。心包膜液可以減少心臟處於收縮期時所造成的心包膜間的磨擦，但是當過多的液體積在心包膜腔內時，將會造成心包膜積水（pericardial effusion），或是當心包膜發生炎症時，將引發心包膜炎（pericarditis），這些都將使心臟因承受過多的壓力而壓迫到心肌，使得心肌的收縮功能受損。此時，可能產生心包填塞（cardiac temponade），嚴重時，甚至會使心臟停止（cardiac arrest）。

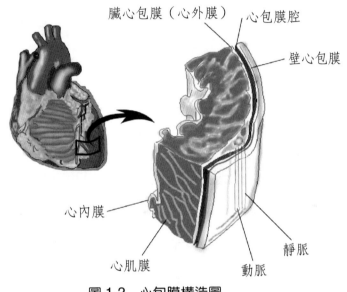

圖 1-2　心包膜構造圖

(二)心臟壁層（Heart Wall）

心臟壁層可分為有三層，最外層是心外膜（pericardium），類似於臟心包膜，也可以提供心臟一個防護層。心臟壁層中較厚的一層是心肌膜（myocardium），即所謂的心肌，其功能是負責心臟的

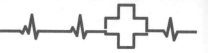

收縮。心臟壁內層為較薄的心內膜（endocardium），其中包含心臟瓣膜以及血管的內襯，可以與心肌共同參與心臟的收縮。

(三)心臟腔室（Chambers of the Heart）

心臟的腔室有兩種，第一是具有薄壁的收集腔，即是心房（atria），可分為左心房與右心房；第二是具有厚壁的壓縮腔，即是心室（ventricle），可分為左心室與右心室。心臟被一肌肉中膈（septum）區分成左、右腔室（chamber）。右心房可以接納來自上腔靜脈（superior vena cava vein）與下腔靜脈（inferior vena cava vein）的缺氧血，而且此缺氧血將自右心房流入右心室，右心室會透過肺動脈（pulmonary artery）將此缺氧血送入肺臟進行氣體交換，是為肺循環。繼而，左心房會接受來自肺靜脈（pulmonary vein）的充氧血，而且此充氧血將自左心房流入左心室。最後，含氧血自左心室出去而進入體循環系統。

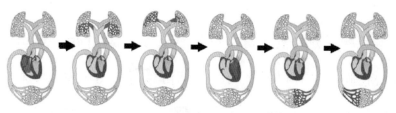

圖 1-3 心臟腔室與血液循環

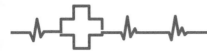

㈣心臟瓣膜（Valves of the Heart）

　　心臟瓣膜會隨心臟各腔室內之壓力以及容量等的改變，或開、或關，因此，有維持血流單方向流動的功能。瓣膜的種類有二，位於心房和心室間的瓣膜稱為房室瓣（atrioventricular valves, AV），而位於心室和大血管間的瓣膜稱為半月瓣（semilunar valve, SV）。房室瓣可將心房和心室區隔開來，當心室舒張時，瓣膜開放使血液由心房流入心室，心室收縮時，二、三尖瓣關閉，以防止血液逆流回心房。其有兩種類型，第一是三尖瓣（tricuspid valve），由 3 個瓣膜所組成的，是區隔右心室和右心房；第二是僧帽瓣（mitral valve），又稱為二尖瓣（bicuspid valve），由 2 個瓣膜所組成的，是區隔左心室和左心房。半月瓣可將心室和大血管區隔開來，當心室舒張時，瓣膜關閉可以防止動脈內血液逆流回心室，而當心室收縮時，瓣膜則開放而使心室內血液流入肺動脈或主動脈。其亦有兩種類型，第一是肺動脈瓣（pulmonary valve），由 3 個瓣膜所組成的，是區隔右心室和肺動脈；第二是主動脈瓣（aortic valve），由 3 個瓣膜所組成的，是區隔左心室和主動脈。

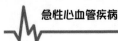 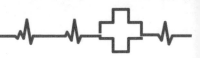
表 1-1　心臟瓣膜分類表

心臟瓣膜	組成瓣膜數	解剖功能
房室瓣		
三尖瓣	3 個	區隔右心室和右心房
二尖瓣	2 個	區隔左心室和左心房
半月瓣		
肺動脈瓣	3 個	區隔右心室和肺動脈
主動脈瓣	3 個	區隔左心室和主動脈

二、心臟的循環系統（Circulation System of the Heart）

㈠心臟的血液供應（Blood Supply of the Heart）

供應心臟的血液是來自冠狀動脈（coronary artery），而冠狀動脈則是源自於升主動脈（ascending aorta），且位於主動脈（aorta）的半月瓣上方並環繞著心臟，其分枝會穿入心肌層內。主要的冠狀動脈有兩條，第一是右冠狀動脈（right coronary artery），延伸到右房室溝和心臟後壁，最後分成後室間枝（posterior interventricular branch）以及邊緣枝（marginal branch），可提供右心房、右心室和

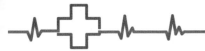

左心室後壁的血液供應。第二是左冠狀動脈（left coronary ar-tery），可以延伸至心臟左方，再分為兩大枝，即是左前降枝動脈（left anterior descending artery）以及迴旋枝動脈（circumflex ar-tery），可提供左心室前壁心室中膈前部與部分右心室的血液供應。

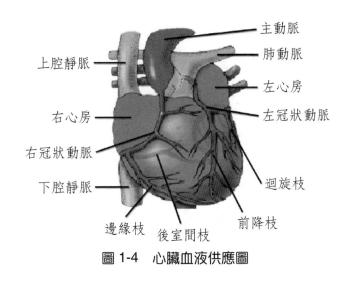

圖 1-4　心臟血液供應圖

(二)血液循環（Blood Circulation）

　　來自上腔靜脈、下腔靜脈以及冠狀竇（coronary sinus）的缺氧血液將匯入心臟的右心房，當右心室舒張時，血液即由右心房流入右心室，而當右心室收縮時，血液則由右心室流入肺動脈至肺臟，自此進入肺循環進行氣體交換。繼而，含氧血液將自肺臟的肺靜脈

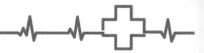

送至左心房，經由重力及左心房之收縮，血液自左心房流入左心室，當左心室收縮時，血液則經由主動脈進入身體的體循環系統。最後，血液藉由體循環系統送入全身以供給身體所需。

三、心臟的傳導系統（Conduction System of the Heart）

心臟的傳導（conductivity）是由心肌細胞所組成的傳導系統完成，竇房結（SA node）經心房路徑同時傳入左右心房以及房室結（AV node），房室結再下傳至希氏束（His bundles），而後分支成蒲金氏纖維（Purkinje fibers），然後傳遍左右心室。竇房結、房室結、蒲金氏纖維皆屬於節律細胞，具有自發性（automaticity）可以自行興奮，所以有啟動電氣衝動（electrical activity of the heart）的能力，並藉由心肌細胞快速傳送衝動到周圍的心房肌肉組織，以協調心房和心室的收縮。衝動可以藉著化學物質、相關因素而得以改變傳遞狀態，可以增加其自發性的因子有兒茶酚胺（catecholamine）、Digitalis 藥物、缺血等，可以降低其自發性的因子有乙醯膽鹼（acetylcholine）、β-腎上腺素激性阻斷劑（Beta-Adrenergic

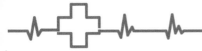

Blockers）、抗心律不整藥物（Antiarrhythmic Drugs）等。自西元
1921 年，生物學家奧圖·羅威（Otto Loewi）著名的心臟實驗後，
心臟神經傳導知識與訊息，便不斷的日新月異，造福後世人類。

此部分可以與本書第七章共同參看。傳導系統的主要組成描述
如下：

（一）竇房結（Sinoatrial Node）

竇房結（Sinoatrial node, SA node）位於右心房近上腔靜脈處。
竇房結以自發性去極化速率來啟動每一次的心跳。竇房結受交感和
副交感神經系統控制，由竇房結發出的電氣衝動會刺激心房收縮，
引發心動週期，並因而決定了心跳的基本速度，故又稱節律點
（pacemaker）。每分鐘可產生 60～100 次的電氣衝動。

（二）房室結（Atrioventricular Node）

房室結（atrioventricular node, AV node）位於心房縱膈下面的
部位。房室結接收來竇房結的電氣衝動，心房收縮時電氣傳導會在
房室結停留約 0.07～0.1 秒，這個遲緩可使心房在心室收縮之前達
到完全的收縮。

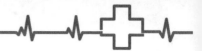

㈢房室束（Atrioventricular bundle）

房室束（atrioventricular bundle）也叫希氏束（His bundle）是很短的一段，分為左右兩束枝並與房室結相連接。

㈣束支（Bundle Branches）

束支（bundle branches）沿著心室中膈兩邊而下，左右束枝終結於傳導心肌纖維內。

㈤傳導纖維（Conduction Myofiber）

心肌的傳導纖維（conduction myofiber）又稱為蒲金氏纖維（Purkinje fiber），是一個傳導纖維網，能將去極化波快速的傳遍

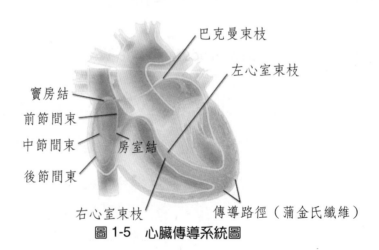

圖 1-5　心臟傳導系統圖

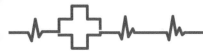

整個心室。

㈥心臟傳導解析（Conduction Analysis）

　　心臟的傳導是指電刺激從一個心肌細胞膜，傳到另一個心肌細胞膜的特性。此傳導的結果將興奮心肌細胞產生去極化，並在心肌細胞間快速的傳遞，直到所有的心肌細胞都產生去極化。這個去極化過程所產生的去極波形便是構成了心電圖上的綜合波形，波形可以分為P、Q、R、S、T等波。P波是表示心房之去極化，PR間隔即為由心房去極化始至心室去極化開始間之間隔時間，QRS複合波是表示心室去極化，T波是表示心室再極化。P波應出現在每個QRS複合波之前，PR區間應維持在0.12～0.20秒之間，而QRS復合波應維持在0.04～0.12秒之間。心臟傳導是經由傳導系統持續進行式

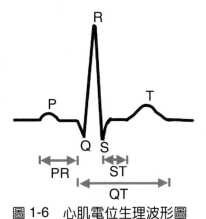

圖1-6　心肌電位生理波形圖

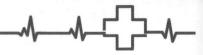
的循環，且節奏規律，不應有延遲的現象產生，傳導所產生正常之電氣衝動的速率為每分鐘 60～100 次。關於臨床常見之心電圖圖形，可參考第七章之心電圖判讀。

第二章

心臟功能
(Function of the Heart)

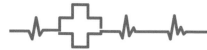

一、心輸出量（Cardiac Output）

心輸出量（cardiac output, CO）是指每分鐘由左心室射入主動脈的血液容量，與心搏出量（stroke volume）和心跳（heart rate）有關，可由每次左心室收縮射出的心搏出量，與每分鐘心跳次數的乘積來計算，即是：

心輸出量　　　＝　心搏出量　×　每分鐘心率

(ml/minute; liters/minute)　　(ml/beat)　　(beats/minute)

安靜時，成人心輸出量每分鐘約為 5.6 升，當在進行劇烈運動時，心輸出量可達每分鐘 20～25 升。心輸出量會隨著身體狀況而有所變化，當焦慮或興奮、進食、運動、懷孕以及腎上腺素上升時，心輸出量會增加。但是當姿勢急驟地由躺臥改變成站立、急速心律不整或是患有心臟疾病時，心輸出量會減少。

維持心輸出量的原理是依據史塔林的定律（Starling's law），而其調節與前負荷（pre-load）、後負荷（after-load）以及收縮力（contractility）三個主要因素有關。心臟對排出血流量之調節有兩

種主要方式，一是因應流入心臟血流量之改變所做的內在調節，再者是藉由自主神經系統對心臟的控制。

(一)史塔林定律（Starling's Law）

生理學家 Otto Frank 與 Ernest Starling 在 1915 年提出史塔林定律，即是眾所周知的 Starling's law of the heart 或稱為 Frank-Starling law of the heart，並於 1919 年修改。這個定律是在描述心肌收縮力，即是在有限度的生理範圍內，當舒張期時血液回流入心臟量的多寡，會相對的表現於收縮期時血液被射出心臟量的多寡。所以，心肌纖維伸展的越長，則心臟的收縮力也越大。如圖 2-1 所示，當以較高的心房壓力向心室注血時，心臟收縮的力量亦增加，造成心臟

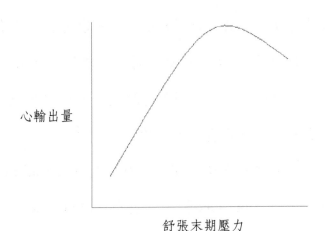

心輸出量

舒張末期壓力

圖 2-1　Starl-ing 的定律之圖

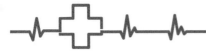

將更多的血液送往主動脈，使得每分鐘的心室輸出量亦隨之增加。

(二)前負荷（Pre-Load）

前負荷（pre-load）即是指舒張末期容量（end-diastolic volume, EDV），主要是與心臟舒張末期存在於心室的血液容量有關聯，前負荷的大小與靜脈血壓、靜脈回流量以及心臟射出血量分數（ejection fraction）息息相關。生理學家 Otto Frank 與 Ernest Starling 指出，心室的收縮力量會因心肌纖維伸展的增加或減少，而血液的射出量會增加或減少。當心輸出期注入心室的血量增加使得伸展增加時，心肌纖維會被拉得較長，則心室收縮力量將隨之增加，此時即有更多的血液從左心室被射出。因此，前負荷越大，則心肌收縮前伸展的程度也越大。此外，增加靜脈回流的機轉，包括靜脈收縮、肌肉收縮、呼吸系統等作用。值得注意的是射出血量與收縮末期容量（end-systolic volume, ESV）的相互影響，因為射出血量的減少會導致心臟收縮末期滯留於心室的血量增加，而影響心肌的收縮，且心肌纖維持續過度的伸展反而會減少心搏出量。

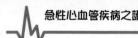
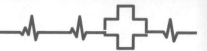
㈢後負荷（After-Load）

後負荷（after-load）指的是主動脈壓（aortic pressure）或平均動脈壓（mean arterial pressure, MAP），即是在心縮期時，左心室藉由心肌收縮將血液射出而入主動脈所需承受的壓力，也就是心室輸送血液的阻力。後負荷與每次心搏出量是呈反比狀態，例如，主動脈狹窄或充血性心臟病所造成的心室擴大，會增加心臟的後負荷，當後負荷過度增高，會使心室血液的排空受阻，而心搏出量也隨之降低。通常高血壓的症狀或血管收縮劑的使用，也會使得周邊血管阻力增加，因此，心室也必須產生更大的壓力將血液射出心臟。此外，後負荷在身體運動時，會因為動脈血管舒張而降低。

㈣收縮力（Contractility）

心臟有規律的協調收縮與舒張是維護正常心輸出量的重要前提，其中收縮能力是決定心輸出量的最關鍵因素，也是血液循環動力的來源。心肌收縮力（myocardial contractility）會受到神經系統、新陳代謝狀態、心跳速率等影響。心肌收縮力也與心搏出量和心臟射出血量分數息息相關。例如，經由交感神經的刺激而增加心

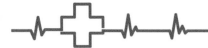

收縮能力，進而促進心收縮期心室血液的排空，所以，心搏出量也隨之增加。當身體代謝率低下時，收縮力也隨之降低。

(五)心跳（Heart Rate）

正常情況下，交感神經與副交感神經對竇房結的控制是影響心跳速率的兩大因素。副交感神經纖維起於延髓的心血管控制中樞，組成迷走神經的一部分，銜接竇房結與房室結。安靜狀態下，迷走神經纖維影響著竇房結與房室結，此稱為副交感緊張，當副交感緊張降低，則心跳率會增加，而當副交感緊張增加，心跳率會變緩慢。所以，安靜的心跳率原為每分鐘約 100 下，在神經影響下，每分鐘約 60～85 下，然而受過耐力性運動訓練的運動員可能降至每分鐘 30 下。副交感神經透過迷走神經除了減慢心跳率，還降低心收縮力，並延緩房室傳導時間。此外，荷爾蒙、體溫改變也會影響心跳率。

二、心動週期（Cardiac Cycle）

每一次的心跳中，心臟腔室會有收縮與舒張的交替過程，此稱

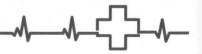
為心動週期（cardiac cycle）。心房的收縮在電圖的 P 波之後；心室的收縮在近 R 波結束時開始，而在 T 波後結束。當腔室收縮時，稱為收縮期（systolic phase），在收縮期間所能達到的尖峰壓力即是收縮壓；而放鬆時，稱為舒張期（diastolic phase），在舒張期間的最低壓力，稱作舒張壓。所以，心動週期可包括心收縮期與心舒張期。在心房舒張期時，血液由全身的體循環回到心房，在心室收縮時則將血液送入循環系統。當「收縮」、「舒張」兩個名詞被單獨使用時，通常指的是心室活動狀態。若以心跳每分鐘 72 下估算，則每個心動週期約持續 0.8 秒。一次完整的心動週期包含七個期，分別介紹如下：

第一期　心房收縮期（Atrial Contraction）

心房收縮期（atrial contraction）是心動週期的第一期，也是心電圖（electrocardiogram, ECG or EKG）的起始點 p 波（p-wave）。此期中，心房會收縮並將血液打入心室內，若是在安靜狀態下，這血量約佔心室充填的 10%，但若處於運動狀態下，則可高達 40%。心房收縮之後，其壓力迅速下降，這也表示心室舒張期的結束，此時心室血量達到最大量即是舒張末期容量（end-diastolic volume,

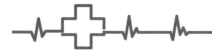

EDV），也就是心輸出量中所提及的前負荷（pre-load）。心房收縮期有時會產生第四心音（fourth heart sound, S4），這是因為心房收縮時心室壁顫動而造成的。一般而言，這第四心音易發生於心室代償不良之情況下，例如心室肥大症（ventricular hypertrophy）。

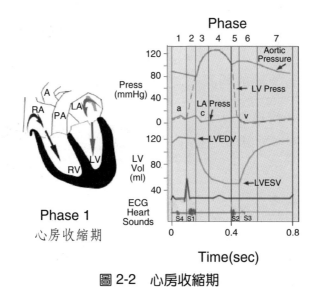

Phase 1
心房收縮期

圖 2-2　心房收縮期

第二期　等容積收縮期（Isovolumetric Contraction）

等容積收縮期（isovolumetric contraction）又稱為等長收縮期，為心室收縮的起始點，也是心電圖（electrocardiogram, ECG or EKG）QRS 複合波（QRS complex）的起始點。在此期開始之初，

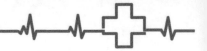

房室瓣剛關閉，半月瓣尚未開啟，所以，心室壓力大於心房壓力，但是小於主動脈壓與肺動脈壓。繼而，右心室壓力迅速上升，以增加心肌力量來克服主動脈壓（即是後負荷）。最後，當心室收縮的壓力高過心房壓力，而致僧帽瓣與三尖瓣關閉，會產生第一心音（first heart sound, S1）。在房室瓣關閉與半月瓣開啟之間，心室壓力迅速上升而沒有改變心室容積，所以呈現等容積的收縮。此外，心房壓力也因為持續的靜脈迴流而增加，c 波（c-wave）的出現即說明右心房壓力的增加。

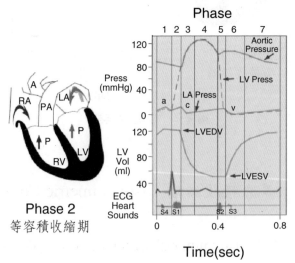

圖 2-3　等容積收縮期

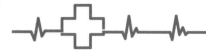

第三期　快速射出期（Rapid Ejection）

當心室壓力超過主動脈壓與肺動脈壓，半月瓣之主動脈瓣與肺動脈瓣即可開啟，則血液被射出心室至主動脈與肺動脈中。在射出期結束時，存留在心室的血液容積為殘餘容積（residual volume）。射出量之多寡是指心輸出末期心室之血容積與心收縮期實際射出量之比例，一般為 2/3 的量，而殘餘容積等於心收縮時所射出的量。正常情形下，在快速射出期中是不會產生心音，除非有瓣膜疾病（valve disease），例如射出心雜音（ejection murmurs）。此外，心房的壓力開始降低、腔室開始舒張。

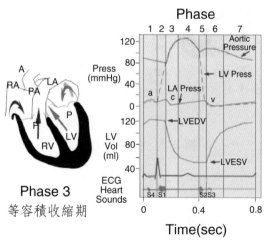

圖 2-4　快速射出期

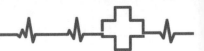

第四期　慢速射出期（Reduced Ejection）

慢速射出期（reduced ejection）是心動週期的第四期，在心電圖（electrocardiogram, ECG or EKG）的 QRS 複合波後 t 波（t-wave）出現。由於心室的張力而減緩其射出速度，當左心室壓力低於主動脈壓時，半月瓣即關閉，則結束心室收縮期而進入舒張期。此外，心房壓力因為靜脈回流而逐漸增加。

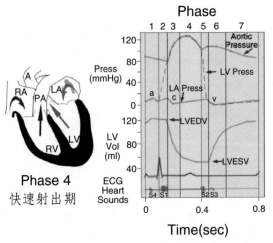

圖 2-5　慢速射出期

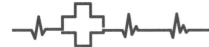

第五期　等容積舒張期（Isovolumetric Relaxation）

等容積舒張期（isovolumetric relaxation）是從半月瓣關閉後至房室瓣開啟之間，又稱為等長舒張期，為心室舒張期的起點。當左、右心室壓力低於主動脈與肺動脈壓時，則主動脈與以及肺動脈被關閉，而形成第二心音（second heart sound, S2）。心室壓力雖然低，但因為所有的瓣膜都關閉，所以血液仍維持一定的量，例如左心室約有 50 毫升，這即是收縮末期容量（end-systolic volume, ESV）。自第一期中心房收縮期的舒張末期容量（end-diastolic volume, EDV）與此期的收縮末期間的 70 毫升落差，即是心搏出量（stroke volume）。此外，心房壓力因為靜脈回流而持續增加。

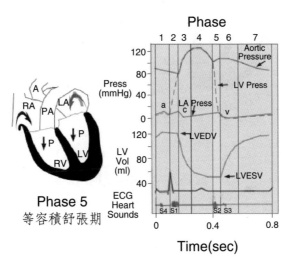

圖 2-6　等容積舒張期

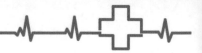

第六期　快速填充期（Rapid Filling）

　　心室快速填充期（rapid filling）是當心室壓力下降至低於心房壓力時，房室瓣開啟，血液則迅速自心房流向心室。這也使得心房壓力快速的下降，呈現出 v 波（v-wave）。正常情況下，應聽不到成人的開啟聲，即是第三心音（third heart sound, S3），除非有心室舒張（ventricular dilation）引發的疾病。如果聽到兒童的第三心音，是屬於正常的。

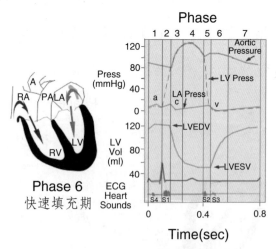

圖 2-7　快速填充期

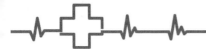

第七期　慢速填充期（Reduced Filling）

　　心室慢速填充期（reduced filling）又稱心舒張後期，此時心室壓力上升中，使心房血液以緩慢的流速進入心室。自心房流向心室的血量僅佔心室舒張末期容積的一小部份。此期中，主動脈壓（aortic pressure）也就是心輸出量中所提及的前負荷（pre-load），以及肺動脈壓（pulmonary arterial pressure），將持續下降。

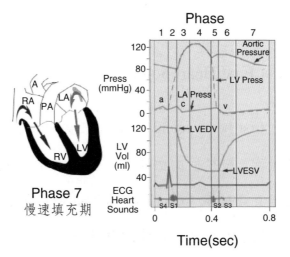

圖 2-8　慢速填充期

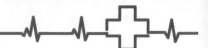

三、心音（Heart Sound）

心音的形成，乃起因於心臟瓣膜的關閉及心室的充盈所引起之震盪。正常心臟在聽診器的聽診下會發出「噗（lub）」、「咚（dub）」的聲音。「噗」是收縮初期，伴隨房室瓣（AV valve）關閉時所發出的；「咚」則是收縮末期，伴隨半月瓣關閉時所發出的。通常心臟週期是以心收縮期為始端，所以稱「噗」為第一心音，「咚」是第二心音。

第一心音（First Heart Sound）

第一心音（first heart sound, S_1）與三尖瓣及僧帽瓣之關閉有關。當心室收縮時，被擠回的血液頂著關閉的房室瓣使它們朝向心房的方向鼓起，直到腱索（chordae tendinease）拉住瓣膜後停止。而瓣膜本身的彈性張力，又將逆流的血液彈回心室，於是造成了血液、心室和瓣膜的振動，振動波傳至胸腔壁轉變成聲音的形式，在聽診下可聽到約持續 1/10 秒的時間。

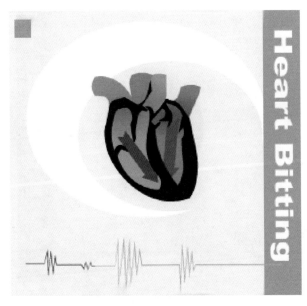

圖 2-9　第一心音形成圖

第二心音（Second Heart Sound）

第二心音（second heart sound, S_2）與主動脈瓣及肺動脈瓣之關閉有關。當半月瓣關閉時，瓣膜向心室突起，緊接著因為瓣膜的彈性將血液推回動脈，使得短時間內，血液在動脈與瓣膜間及心室壁與瓣膜間來回流動，造成了振動。

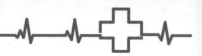

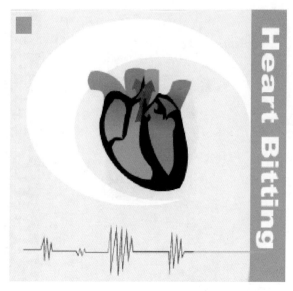

圖 2-10　第二心音形成圖

第三心音（Third Heart Sound）

第三心音（third heart sound, S_3）是心室之疾駛音或稱奔馬音（gallop），在兒童或年輕人是屬於正常的現象。第三心音的頻率非常小，聲音極低，通常無法以聽診器聽見。孩童、年輕人或是懷孕滿六個月婦女可能會因為血流量增加而聽到顯著的。

第四心音（Fourth Heart Sound）

第四心音（fourth heart sound, S_4）或稱心房的疾駛音或稱奔馬

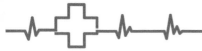

音（gallop），與心房收縮時心室充血的阻力有相關，第四心音的頻率比第三心音更小，正常時是無法以聽診器聽見；一旦聽得此心音，多是有心室壁受損或肥厚之情形。但是在孕婦、老年人或是運動員可能會聽到生理性第四心音。

心雜音（Heart Murmurs）

當瓣膜異常時會產生許多不正常的心音，稱作是心雜音（heart murmurs）。下述幾個原因造成血液的亂流致使心雜音產生：

1. 瓣膜狹窄所致逆流：通常是受鏈球菌毒素（streptococcal tox-in）感染之風濕熱（rheumatic fever）所引起的瓣膜病變，由於解剖位置關係，二尖瓣受到損害的機會最大，主動脈瓣則次之。受到風溼熱（rheumatic fever）侵犯之瓣膜將於數週、數月，甚至是數年後形成瘢痕組織，若是因為瓣膜瘢痕產生之粘黏，而使得血液無法順利通過，則稱為瓣膜狹窄，常見有二尖瓣狹窄（mitral valve stenosis）與主動脈瓣狹窄（aortic valve stenosis）。

2. 瓣膜閉鎖不全或缺損所致逆流：當瓣膜因受到瘢痕組織的嚴重破壞，使得在心室收縮期無法緊閉，而發生血液逆流現

象，常見有二尖瓣逆流（mitral regurgitation）與主動脈瓣逆流（aortic regurgitation）。

3. 中膈缺損或動靜脈瘻管造成之分流：因先天性疾病造成之瓣膜病變，例如，法洛氏四重畸症（tetralogy of Fallot）之心室中隔缺損（ventricular septal defect）、主動脈跨位（overriding of the ascending aorta）、右心室肥大症（right ventricular hypertrophy）以及肺動脈狹窄（pulmonary stenosis）。心室中隔缺損（ventricular septal defect）時，大量的血液從左心室至右心室會產生分流而有心雜音出現。若是肺動脈狹窄（pulmonary stenosis），右心室通往狹窄之肺動脈時，也會形成心雜音。

4. 血流增強且快速通過所致亂流：在胎兒時期，主動脈與肺動脈間有一動脈導管相通，出生後，此一導管會於數日內關閉。若未完全閉合，則稱為開放性動脈導管（patent ductus arteriosus），此開放性動脈導管會造成主動脈瓣的逆流。如果主動脈經由動脈導管到肺動脈的血量太多，會使心臟負荷加大，因而導致身體的活動以及生長受到影響，甚至造成心衰竭（heart failure）。

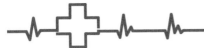

表 2-1　心雜音分類表

心雜音	類型	形成原因	聽診部位
半月瓣	主動脈瓣狹窄	左心室送出之血液從變窄的瓣膜開口急速噴出，且不斷在主動脈底部形成激烈的亂流並撞擊主動脈壁，因此，造成之強大振動。	• 主動脈處，左胸骨緣第 3 肋間 • 頸部大血管處
	主動脈瓣逆流	在心室舒張期血液由主動脈逆流回左心室，與心室原有的血液相互撞擊而產生振動，也因而產生高頻率颼颼聲之「呼嘯」雜音（blowing murmur）。	• 左心室
房室瓣	二尖瓣狹窄	血液由左心房流到左心室時會遇到阻力，但是左心房與左心室之間並不會產生很大的壓力差而迫使血液從左心房流到左心室。因此，二尖瓣狹窄發出的雜音通常較微弱。	• 心尖
	二尖瓣逆流	血液在收縮期會經由二尖瓣逆流回左心房，而引起與主動脈瓣逆流時相同高頻之「呼嘯」雜音（blowing murmur）。	• 心尖

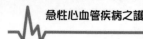 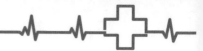

5.血流進入擴張腔室所致亂流：當有心室肥大症（ventricular hypertrophy）時，心臟被迫在增大的阻力下將血液擠壓出去，以如此情況持續長時間，則會造成腔室擴大（enlargement）。擴大和肥大的症狀常會同時出現，因為兩者都是心臟為了增加心臟輸出量（cardiac output）所產生的變化。一旦血液進入擴張的腔室時，增加的血流量就容易在擴張的腔室裡打轉而形成亂流，此情形容易發生在長期高血壓（hypertension）或主動脈狹窄（aortic valve stenosis）的患者身上。

四、調節心臟功能之其他因素（Other Factors with Regulating Heart Function）

㈠交感神經系統刺激（Sympathetic Nervous System Stimulation）

交感神經系統刺激下，因腎激素（renin）分泌，會造成動脈血管收縮、心跳速率加快以及心臟收縮力上升。

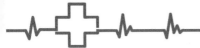

㈡副交感神經系統刺激（Parasympathetic Nervous System Stimulation）

副交感神經系統刺激下，會釋放乙醯膽鹼（acetylcholine），會使心跳速率變慢以及心房、心室的傳導減緩。

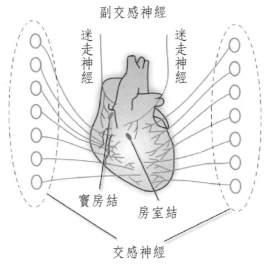

副交感神經

迷走神經

迷走神經

竇房結

房室結

交感神經

圖 2-11　心臟之自主神經分布圖

㈢化學接受器之反應（Reaction of Chemoreceptor）

化學接受器（chemoreceptor）位於頸動脈體（carotid body）以及主動脈體（aortic body）上，可以感知身體氧氣以及二氧化碳濃度的變化，而調節呼吸與心跳的速率。當缺氧（hypoxia）時，化學

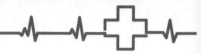

接受器會使呼吸加快（hyperoxia），並促使腎上腺兒茶酚胺（catecholamine）的分泌量增加，而使得心跳速率加快與心輸出量增加。當二氧化碳過高時，則化學接受器會導致腦內的血管收縮，而其他處的血管擴張，而使得血壓產生的變化。

四壓力感受器之反應（Reaction of Baroreceptor）

壓力感受器（baroreceptor）位於主動脈弓（aortic arch）、頸動脈竇（carotid sinus）、肺動脈（pulmonary artery）以及心房（atricle）等處，可以感知動脈內的壓力，以調節週邊血管的阻力，而使得血管擴張、靜脈擴張、血壓下降、心跳減緩、心輸出量改變等。

五牽張感受器（Stretch Receptor）

牽張感受器（stretch receptor）位於腔靜脈的末端與心房處，可以感知中央靜脈壓（central venous pressure）的壓力增加與血容量的變化。當中央靜脈壓下降或血容量減少時，牽張感受器會減少送往中樞神經系統的衝動，繼而刺激交感神經系統，使得心跳速率增加以及周邊血管收縮。

第三章

心臟血管危險因子之介紹與控制

(Introduction and Management of the Cardiovascular Risk Factors)

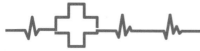

一、心臟血管危險因子（Cardiovascular Risk Factors）

許多心臟血管危險因子（cardiovascular risk factors）之間是互相有關聯，例如肥胖、缺乏運動、吸菸等，會使血壓升高，並不利於血膽固醇的值。許多研究也證實吸二手菸也會增加罹患心臟血管疾病的危險因子。或許壓力、過量飲酒也應該被考量為可以助長心臟血管疾病的危險因子。心臟血管危險因子可以歸為四種類：

(一)第一類危險因子

第一類危險因子可以包含如吸菸（smoking）、過高的低密度脂蛋白膽固醇（low-density lipoproteins cholesterol, LDL cholesterol）、高血壓（hypertension）、高血脂肪（high blood cholesterol）、左心室肥大症（left ventricular hypertrophy）等，這些容易產生血栓的危險因子。許多研究已經證實若是加以改變、控制或治療該類危險因子，可降低心臟血管疾病的發生率。

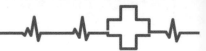

(二)第二類危險因子

第二類危險因子可以包含糖尿病（diabetes mellitus）、身體不活動（physical inactivity）、過低的高密度脂蛋白膽固醇（high-density lipoproteins cholesterol, HDL cholesterol）、體重過重（overweight，身體質量指數超過 24Kg/m^2，體重超過標準 10%以上）、肥胖（obesity），身體質量指數超過 27Kg/m^2，體重超過標準 20%以上）、三酸甘油酯（triglyceride）太高等。若是加以改變、控制或治療該類危險因子，則應該可以降低心臟血管疾病的發生率。

(三)第三類危險因子

第三類危險因子可以包含如心理因素、社會因素、壓力、過量飲酒等。若是加以改變、控制或治療該類危險因子的話，則應該可以降低心臟血管疾病的發生率。

(四)第四類危險因子

第四類危險因子可以包含如年齡增加、性別、家族遺傳、種族等。例如，男性、女性且停經後、有直系親屬患有冠狀動脈心臟疾

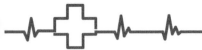

病、腦溢血／梗塞、週邊血管阻塞等。該類為不能改變的危險因子。

二、控制危險因子的方法（Control the Cardiovascular Risk Factors）

就上述的第四類心臟血管危險因子，目前是不能改變的。例如，年齡的增加，根據統計有超過80%因心臟疾病的死亡人，他們的年紀是大於65歲。相較於女性之下，男性在35～55歲時期的危險因子比較高。然而女性過了50歲或是停經後，危險因子也會增高，但不至於像男性一般高。此外，有心血管疾病的家族史的人，比較容易罹患相似相關的疾病。因此，有這類較具高危險因子的人，最重要的是積極治療與控制其它可以改變的存在罹病風險。

就上述之心臟血管危險因子，多數是可以改變或控制的，美國心臟協會（The American Heart Association）也呼籲民眾以積極的行為來避免心臟血管危險因子。總之，越多危險因子的存在，則越容易罹患心血管疾病，當然單項危險因子的嚴重性越高，也會提高危險程度。以下列舉數項避免危險因子的方法：

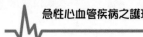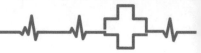

(一)避免吸菸

根據世界衛生組織（World Health Organization, WHO）的報告指出，1998 年全世界 53 億人口中的死亡人口，大約有 430 萬的人因吸菸而死亡，若現今吸菸狀況依然持續，預估在 2030 年時，全球因吸菸致死的人數，將增加為每年 1000 萬人，即每三位死亡成人當中即有一位因吸菸而死亡。據研究菸草中含有毒物質達 3000 餘種，主要有尼古丁、煙焦油、氫氰酸、一氧化碳、丙烯醛、一氧化氮等。美國疾病管制中心（Center for Disease Control and Prevention, CDC）也指出，吸菸是最首要的單項危險因子，因為香菸中的尼古丁、一氧化碳、刺激物和致癌原等四大類有害物質，皆會對人類健康產生重大危害。而其中的尼古丁容易造成血管硬化、血管收縮、心律不整，也因此吸菸者罹患心臟血管疾病的危險性較非吸菸者高出 2～4 倍，而心臟猝死的危險性也有 2 倍之多。當然吸二手菸也會增加罹患心臟血管疾病的危險因子。根據統計在心臟血管疾病而死亡者中，有 17～30% 是因吸菸所導致，在工業化國家中，則有超過 22% 的心臟血管疾病是因為吸菸所引發的。

有研究指出，若開始吸菸年齡愈低、吸菸量愈多、吸菸期愈長

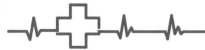

等，則危險性越高。幸而在戒菸 10～14 天後，戒菸者總體死亡率的相對危險，可以降至從未吸菸者的水準。戒菸後，高密度脂蛋白膽固醇（HDL cholesterol）也可以增加 30%。因此，避免吸菸或戒菸是最根本之法，而且吸菸是最可以被預防的疾病危險因子。美國護士學會（The American Nurses Association, ANA）也列出隨著戒菸時間的增長會有的益處：

1. 2 個小時內，血壓脈搏下降至正常，手腳溫度開始上升。

2. 4 個小時內，血液中一氧化碳濃度下降至正常。

3. 24 小時內，心肌梗塞機會降低。

4. 48 小時內，神經末梢新生，嗅覺及味覺變好。

5. 72 小時內，肺功能增加，運動更有耐力。

6. 10 年後，心肌梗塞的機會減少。

(二)維持理想的體重

隨著國人經濟發展，飲食、生活型態改變以及活動量減少，導致肥胖人數急速增加中。行政院衛生署指出台灣地區從 1980 年至 1996 年的成人平均身體質量指數（body mass index, BMI）一直上升，且 BMI 超過 25Kg/m^2 的人口也逐年增加中，目前已高達

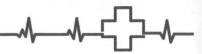

20.5%。肥胖或過重都會增加心臟的負荷、血壓值、三酸甘油酯（triglyceride）、低密度脂蛋白膽固醇（low-density lipoproteins cholesterol, LDL cholesterol）以及降低高密度脂蛋白膽固醇（high-density lipoproteins cholesterol, HDL cholesterol），也因此與心臟疾病、血管疾病、高血壓性疾病、糖尿病有密切之關係。雖然不容易做到，但肥胖者仍應藉著多運動、降低飲食熱量攝取來減少體重。

身體是由20%的瘦肌肉群、25%的體脂肪、50%的水分和5%的礦物質所組成，而身體組成中之脂肪成分包括必需脂肪以及貯藏脂肪，前者與正常生理運作息息相關，後者則是身體過多能量的儲存處，其含量因人而異，除了形成皮下脂肪外，其餘則分布在身體深部形成內臟脂肪，過多的內臟脂肪被認為與各種代謝性疾病有關。肥胖是人體熱量的攝取超過熱量的消耗，導致體內脂肪堆積過多的結果，這種熱量不平衡的原因相當複雜，並非單一因素，而是由諸多因素所造成。體重超過標準體重20%以上時，即稱為肥胖病。若只表現為肥胖，不伴隨有神經、內分泌系統的顯著病變者稱為單純性肥胖。單純性肥胖又可分為體質性肥胖與後天性肥胖兩種。前者自幼肥胖，屬於先天性，脂肪組織遍佈全身，控制飲食不易見效；後者自20～25歲開始肥胖，主要分布於軀幹，飲食控制容易見效。

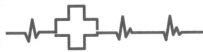

男性脂肪分布以頸部、軀幹為主，女性以下腹、臀部及四肢為主。

以下介紹判別肥胖的常用參考指標：

1. 體脂肪率

肥胖是指體內脂肪含量過多，因此直接測定體脂肪含量即可直接判斷是否肥胖。體脂肪率（% body fat, % BF）的測量法有水中秤重體脂肪測量法、生物電子阻抗體脂肪測量法、皮脂測徑儀及近紅外線體脂肪測量法等法。其中水中秤重法可提供非常準確的數據，依阿基米德原理（Archimede's principle），脂肪體積大、密度小，而肌肉骨骼體積小、密度大，利用公式換算水變化可統計出體脂肪率，有「黃金標準」之稱，但因測量較為麻煩，現已很少用。利用「皮脂測徑儀」，檢測包括手臂、肩胛骨側、大腿後側，以及髖關節、長骨間的腹部等人體最易囤積脂肪的四個點脂肪厚度，推估體脂及內臟脂肪率，但此法用於測量中等身材者之可信度較高，較不適合測量太瘦或太胖者。體脂計則是利用脂肪導電大的原理，從腳掌前端、後腳跟、兩腳等電擊片交叉檢測數據而推算出體脂肪率。上述第三種測量法操作簡易、快速、安全，且不會造成受測者不適，故近年來較為風行。依據性別及年齡層的不同，體脂肪的正常值範圍也有差異。通常以體脂肪率（% body fat, % BF）來表示體內

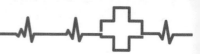

脂肪堆積的情形，所謂體脂肪率是指體內脂肪所佔體重的比率，肥胖即是指脂肪組織堆積超過正常比例。一般而言，男性體脂肪的平均值為15～18%、女性則為20～25%。目前國人體脂肪率的參考指標為男性體脂肪率小於25%，女性體脂肪率小於30%。

2.理想體重

體脂肪率的高低與體重有很密切的關係，體重超重者，其體脂肪率也比較高。以下為理想體重計算方法：

$$成人理想體重＝（身高－100）\times 0.9$$
$$兒童理想體重＝年齡 \times 2+8$$

行政院衛生署於 1994 年編印之中華民國飲食手冊，即以理想體重百分比作為是否肥胖的指標，當理想體重的百分比在90～110%之間者為標準，若介於 110～120%之間者為過重，一旦超過 120%以上者即稱為肥胖。進一步說明即是，體重超過 10～19%為超重，超過 20～30%時為輕度肥胖，超過 30～50%時為中度肥胖，超過 50%以上的為重度肥胖。

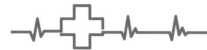

3.身體質量指數

體重除了脂肪組織外，還包含了人體中的水分、肌肉及骨骼組織，但因人體組成及骨架大小因人而異，故體重不適合作為判斷肥胖唯一指標，仍須配合其他的客觀指標來進行判別。世界衛生組織及美國國家衛生署則建議以身體質量指數（BMI）來評估肥胖的程度，因為身體質量指數比較能反應身體的總脂肪含量，也更能顯示出肥胖與其他疾病的相關性。身體質量指數的計算公式為：

$$身體質量指數＝體重÷身高^2（kg/m^2）。$$

身體質量指數與體脂肪率有很高的相關性，並且容易計算獲得，故目前肥胖症的操作型定義多採用此指標。行政院衛生署亦以身體質量指數大於 27（$BMI \geq 27kg/m^2$）作為肥胖之指標。有學者認為身體質量指數是判斷肥胖的第一指標，而體脂肪是為第二指標，因為身體質量指數只是單純的由身高和體重來判定是否過重，並不能代表體脂肪的含量多寡。唯有身體質量指數以及體脂肪率都超過標準範圍，才應被認定為肥胖。下表以身體質量指數分類標準定義成人肥胖：

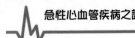 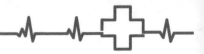
表 3-1　成人肥胖定義表

項目	身體質量指數（BMI）（kg/m²）	腰圍（cm）
體重過輕	BMI < 18.5	－
正常範圍	18.5≦BMI < 24	－
異常範圍	• 過　　重：24≦BMI < 27 • 輕度肥胖：27≦BMI < 30 • 中度肥胖：30≦BMI < 35 • 重度肥胖：BMI≧35	• 男性：≧90 公分 • 女性：≧80 公分

4.腰臀圍比

　　身體過多的脂肪容易堆積於腰部與腹部，而造成中央型肥胖，或稱為內臟型肥胖。因此，腰臀圍比（waist-to-hip ratio, WHR）可以代表腰腹間與身體脂肪的分布情形，腰臀圍比也與身體質量指數有高度的相關性。由於腰圍與腰臀的測量簡便易行，因此，腰臀圍比也成為評估肥胖的另一指標。許多研究指出腰圍愈大，腹部內臟脂肪愈多，則慢性病罹患率愈高，例如：高血壓、高膽固醇血症、糖尿病等，進而引發心血管疾病死亡的危險性大為增加。行政院衛生署以女性腰圍大於或等於 80 公分、男性腰圍大於或等於 90 公分，作為國人中央肥胖之判別標準。腰臀圍比之計算是以測得腰圍（以經肚臍的外圍為準）除以臀圍（以臀圍最大處為準），而當男

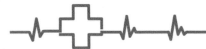

性腰臀圍比大於或等於 0.9，女性腰臀圍比大於或等於 0.85，則為肥胖的參考指標，也就是腰圍越接近臀圍，甚至比臀圍還大時，就可能是心血管疾病、動脈硬化的高危險群。

5.皮下脂肪厚度

皮下脂肪厚度也可以為判別肥胖的參考指標，皮下脂肪厚度是指三角肌皮脂厚度以及肩胛下皮脂厚度，若厚度越大，則表示脂肪含量越高。根據國民營養健康狀況變遷調的查結果，定義肥胖標準為男性皮下脂肪厚度大於或等於 20 公釐，女性皮下脂肪厚度大於或等於 28 公釐。

肥胖與瘦體素（leptin）、自由基（free radicals）、微循環（microcirculation）等皆有密切關係。瘦體素（leptin）是儲存三酸甘油酯（triglyceride）的白色脂肪組織內的肥胖基因（ob gene）產物，是一種類似荷爾蒙的蛋白質，由 169 種胺基酸（amino acid）以及脂肪組織所組合而成，可以反應體內脂肪含量。當體脂肪含量越多，則血中瘦體素濃度也越高。瘦體素也與身體質量指數有正向的相關性存在，肥胖者血清瘦體素濃度會較體重在正常範圍的人明顯升高，然而瘦體素缺乏時，也會引起肥胖，這可能是肥胖者體內已有抗瘦體素因子或是瘦體素接受器已被破壞，而產生瘦體素抗阻

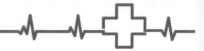

性導致食慾增加，引起肥胖。有研究發現長期減少飲食中脂肪的攝取量，並增加身體的活動量，可以促使脂肪量下降，進而降低血清瘦體素濃度。也有研究報告，瘦體素可以影響身體代謝以及血管增生，改善血球細胞膜通透性以減少血球黏滯性，進而改善人體內的微循環，加上瘦體素還可以作用在血管內皮細胞上而擴張血管、調節血流量，因此，在血管的調節上扮演著重要的角色。此外，性別不同而瘦體素也有明顯的差異，在體脂肪量相同情況下，女性的瘦體素比男性多 2～3 倍。

自由基（free radicals）是指帶有不成對電子的原子或分子，處於不穩定狀態下，因此，自由基容易與各種有機或無機化合物（例如：蛋白質、脂質等）作用，而產生更大量的自由基。一個單一的自由基便能引發一串連鎖反應，而摧毀一種消化酶、一股 DNA，甚至一整個細胞。許多研究已證實一旦體內的自由基生成大於自由基清除時，就容易會導致組織或器官的損傷，例如，心血管疾病，也可能促成癌細胞的產生。自由基的產生與老化、吸菸、疾病、藥物、壓力、營養不平衡等因素皆有相關。有研究發現肥胖者的自由基濃度較非肥胖者來的高，而且自由基濃度與冠心病的發生率又呈正比關係。因此，適當的減重不但可以降低自由基濃度，也可降低

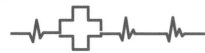

血膽固醇濃度、心臟血管疾病發生風險等。

微循環（microcirculation）是血液循環的基本單位，是循環系統的最末梢部分，扮演著既是循環通路又是物質交換場所的重要角色。微循環中的血管包括小動脈、小靜脈、微血管以及動靜脈吻合，人體接近表層皮膚都有微循環的分布，其血流速度的變化是反映微循環狀態的重要指標，也是生命的基本特徵之一。年齡較輕者比年齡較長者、有規律運動者比無運動習慣者等，皮膚微循環都呈現較佳的狀態。微循環與末梢血管阻力有關，當末梢血管阻力愈大時，則微循環血流愈差，因此，微循環灌注不良常見於肥胖患者、高血壓患者、糖尿病患者等。有研究指出肥胖者的頸動脈壁微循環通透性易受損傷，而容易引起動脈粥狀硬化、導致心臟血管疾病的發生，若是高血壓的肥胖患者，則其皮膚和骨骼肌的微循環，就處於更明顯的不佳狀態中。

(三)改變飲食的習慣

當血脂肪（blood cholesterol）增加時，則心臟血管危險因子隨之增加，如果此時還有其它的危險因子，例如：高血壓（hypertension）、吸菸（smoking）等，則罹病風險更加重。一般而言，血脂

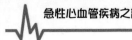
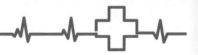
肪值（blood cholesterol level）可以經由脂肪分析（lipid analysis）進行全盤考量，其中包含總膽固醇（total cholesterol）、低密度脂蛋白膽固醇（low-density lipoproteins cholesterol, LDL cholesterol）、高密度脂蛋白膽固醇（high-density lipoproteins cholesterol, HDL cholesterol）以及三酸甘油酯（triglyceride）。根據心肺與血液機構的膽固醇教育課程（The National Cholesterol Education Program of the National Heart, Lung and Blood Institute），總膽固醇（total blood cholesterol）為最普遍的測量項目，也為了解心臟血管疾病的危險因子第一步，並提出對成人的判別指標分類：

- 理想值：＜200 mg/dl
- 臨界值：＜200−239 mg/dl
- 高危險：≧240 mg/dl

如果總膽固醇（total blood cholesterol）的檢測值落臨界值或高危險，則需要進一步了解低密度脂蛋白膽固醇（LDL cholesterol）與高密度脂蛋白膽固醇（HDL cholesterol）。理想的情況如下：

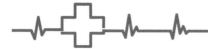

- HDL ≧ 35 mg/dl

- LDL ≦ 160 mg/dl，有少於兩種危險因子

- LDL ≦ 130 mg/dl，有多於兩種危險因子

- LDL ≦ 100 mg/dl，有心臟疾病

三酸甘油酯（triglyceride）為身體所貯藏的脂肪，所以，肥胖者體內的脂肪堆積過多，主要是三酸甘油酯。當然也有可能是吃過多的脂肪性食物、甜食或飲酒，有研究指出油脂類、甜食以及宵夜食用次數越多，則肥胖的程度越高。因此，低膽固醇飲食（low cholesterol diet）與高纖維飲食（high fiber diet）是有助益的，所以可減少肉類的攝取，而增加蔬菜、水果的攝取。

當然血脂肪的值也受年齡、性別、遺傳等影響，而近年來，更隨著經濟的快速發展、人民生活水準的不斷提高，脂肪和膽固醇的攝取量不斷增加。因此，飲食成為預防心血管疾病的重要議題。當低密度膽固醇（LDL cholesterol）高於 70 mg/dl，則應選擇低脂肪飲食（low fat diet）。根據健康概念，脂肪（total fat）的攝取應低於每天需要的能量（total calories）的 30%，尤其應避免攝入飽和脂肪（saturated fat）。美國心臟學會（The American Heart Associ-

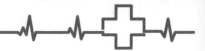

ation）建議每日膽固醇的最大攝取量為 300 克，而美國國家衛生署
（The National Institutes of Health）則建議冠心病（coronary artery
disease）患者每日膽固醇的最大攝取量為 200 克。

此外，美國心臟學會（The American Heart Association）建議需
要低鹽飲食（low salt diet）的患者，每日鹽的最大攝取量為 3,000
克。雖然鹽可以幫助身體維持水分的平衡，但太多的鹽份將造成體
液過多或升高血壓。低鹽飲食還可以多選用新鮮食物，少食用罐
頭、加工食品、速食等。

㈣建立規律的運動

目前臨床上對心血管疾病的預防策略有包括規律的運動，規律
的運動可以減輕體重，改善身體脂肪的分布、改善血脂肪、降低血
糖。規律運動的頻次是每週至少 3 次，每次能有 30～60 分鐘為宜。
近年來許多研究結果證實運動對維護健康有正向的功效。例如太極
拳、氣功等規律的運動，可以使收縮壓與舒張壓下降，從肌肉力學
角度來說，所使用的肌肉群大部份為上臂屈伸肌以及提肩胛肌和闊
背肌、胸大肌、腿肌群及腹肌、腰肌等，其肌肉收縮型式大部分是
持續性的肌肉等長收縮與等張收縮，採漸進式反覆性的增加肌肉作

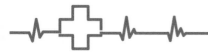
功時間。而肌肉收縮可使交感神經相對興奮，加速了內臟組織血液向外周循環，以維持工作肌較高血液供需，因而整個外周循環血量大幅提高，進而促進血液循環。

若是心臟血管疾病之患者，應按照醫師建議來選擇自己喜歡且合適的運動，例如，戶外散步、打高爾夫等。還須避免張力性活動，例如提舉、推拉重物，用力解便等。請參見本書第八章之心臟復健部份。一個設計合宜的運動計畫將有助於降低血壓、改善膽固醇值、控制體重、降低不正常的血糖、紓解壓力等。運動前應先熱身準備並採漸進式活動，活動前後測量脈搏，脈搏增加每分鐘 20 次以內。

一個人的每分鐘心跳率會隨著運動強度的提高而增加，因此，可以藉由心跳的次數來調整運動強度。有效運動的心跳率計算可以經由下列步驟判別：

步驟一：估算最大心跳率（maximum heart rate），計算方法為
220 − 實際年齡

步驟二：選擇最適宜的最大心跳率（次），考量範圍為最大心跳率的 70～90%。

步驟三：訂出每 10 秒或每 15 秒的心跳次數，即為有效運動的心跳率。

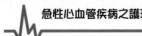

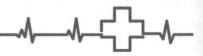

表 3-2　標準心跳率對照表

年齡	最大心跳率	70%最大心跳率	90%最大心跳率	有效運動心跳率
20 歲	200	140	126	84
30 歲	190	133	120	80
40 歲	180	126	113	76
50 歲	170	119	107	71
60 歲	160	112	101	67
70 歲	150	105	95	63
80 歲	140	98	88	59

(五)維持理想的血壓

血壓升高將增加心臟的負荷，也會加重罹患心肌梗塞、心臟衰竭等的風險，尤其當伴隨有吸菸、肥胖、高血脂、糖尿病等危險因子存在的情況下，將更為嚴重。有研究報告指出血壓與肥胖程度呈正相關，即肥胖的程度越高，血壓越高，尤其是舒張壓更為明顯，而且身體質量指數（BMI）大於 $24kg/m^2$ 者患有高血壓的比例是身體質量指數（BMI）$22kg/m^2$ 者的 2 倍。患者每天至少測量一次血壓，並進行紀錄。請參見第四章之高血壓部分。對高血壓患者的理想血壓有下列之準則：

1. 僅有高血壓：血壓值 < 140/90 mmHg

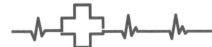

2.充血性心臟衰竭：血壓值＜ 130/80 mmHg

3.糖尿病；血壓值＜ 130/80 mmHg

㈥維持理想的血糖

隨著人類壽命的延長以及生活型態的改變，全球糖尿病患有逐年增加的趨勢，目前全世界糖尿病人口約有一億三千五百萬人，根據世界衛生組織的估計到 2025 年，全球糖尿病罹病人口將達 3 億人。從 1996 年到 2000 年台灣地區糖尿病盛行率男性由每千人 26.9 ／增加至 36.2 ／每千人，女性則由 34.6 ／每千人增加至 44.5 ／每千人，而總人口的盛行率約為 4%，40 歲以上的盛行率約為 10%，可見糖尿病患人數成長之快速。

糖尿病（diabetis mellitus, DM）是一種因胰島素（insulin）分泌不足或作用減低導致胰島素缺乏而引起高血糖的一種慢性代謝性障礙疾病。美國糖尿病學會（American Diabetis Association）於 1997 年根據美國國家糖尿病資料組及世界衛生組織對於糖尿病的分類，將糖尿病依病因為依據分為第 1 型糖尿病、第 2 型糖尿病、姙娠糖尿病及其他特殊情形引起之糖尿病。其中第 2 型糖尿病則較常在 40 歲以後發病，其發生主要與老化、家族遺傳、生活習慣不良

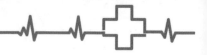
如攝取高熱量飲食及活動量低有關，台灣地區有 97.1% 糖尿病患者是屬於第 2 型糖尿病。第 2 型糖尿主要是導因於遺傳或肥胖所引起的胰島素功能不良，這使得血中的糖分無法被人體所利用，而造成血糖升高。因此，高血糖刺激體內產生更高的胰島素，以促使體內的血糖正常。當胰臟長期代償分泌更多胰島素後，胰臟β細胞慢慢衰竭，終將造成胰島素分泌不足，而使血糖持續上升形成糖尿病。

糖尿病並不可怕，但其所引發的慢性併發症，例如心血管疾病，而且是常人罹患心臟血管疾病機率的 2～4 倍，也是造成死亡的主因。由於糖尿病目前尚無有效方法根治，但若病患對血糖的控制得宜，則可以避免或延緩併發症。一般來說，血糖的控制可以從藥物、飲食及運動三方面著手。若合併有糖尿病患者應嚴格遵從醫囑使用降血糖藥物。第 2 型糖尿患者在西醫藥物控制上包含口服降血糖藥物及注射胰島素（insulin），目前臨床上口服降血糖藥物可分為四大類：胰島素分泌促進劑（insulin secretagogues）、雙胍類（bigunides）、阿爾發—葡萄糖甘酶抑制劑（α-glucosidase inhibitor）。適當的運動除了可以消耗身體熱量、控制體重外，還可以增強細胞對於胰島素的反應。雖然運動可以降低血糖，但研究發現單純的運動而未配合飲食控制，則對於血糖控制的成效較不佳，一旦

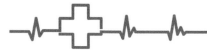

合併飲食控制以及運動較能有效降低血糖，並控制體重。初發糖尿病的病例中，約有 60% 的患者是屬於體重過重或肥胖體型，所以飲食控制是糖尿病治療中非常重要的一環，早在三千年前古埃及的文獻中就建議以穀類製品來供應給糖尿病患，近年來有關糖尿病飲食內容也一直是糖尿病專家們討論的議題，因飲食控制不但有助於血脂異常的治療，並能幫助維持理想體重，是糖尿病治療中相當重要且安全的方法，然而卻也是患者最不易做到的項目。若是糖尿病患者是屬於無症狀心臟病發作的高危險群，會因為神經病變而使得胸部的悶痛感覺不明顯，這常會使得病患未意識到心臟病的發作。因此，對糖尿病患者而言，控制血糖是非常重要的議題。

理想血糖控制的指標有空腹血糖值（fasting glucose）與糖化血色素（HbA1C）。1997 年美國糖尿病協會（The American Diabetis Association）提供糖尿病的診斷標準，當符合以下列三項中的任一項，即可以診斷為糖尿病。

1. 出現典型的糖尿病症狀，例如，多尿（polyuria）、多吃（polydipsia）、不明原因的體重減輕（unexplained weight loss），而其任何情況下，血液中的血糖值超過 200 mg/dl 以上。

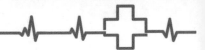

2.空腹至少 8 小時，血糖值超過 126 mg/dl 以上。

3.口服葡萄糖耐量試驗中，第二小時的血糖值（blood sugar）值超過 200 mg/dl 以上。

但若患者血糖值很高，且合併有急性代謝功能代償失調，則必須擇日再重新確定一次，較為妥當。臨床實務對糖尿病的診斷，必須再一次採用以上 1、2、3 的任何一點檢測，才能確定疾病。依據行政院衛生署於編製糖尿病防治手冊標準數據，將血糖控制情況分為三種：糖化血色素（HbA1C）小於 6.1%屬於控制良好、介於 6.2～7.5%屬於良、大於 7.5%屬於不良。

㈦其他

1.減輕不當的壓力：

當人們感到不安、壓力的異常的精神狀態，就會使得中樞神經作用頻繁，此作用將傳至自主神經，而使交感神經活動增加，因此血管收縮、血壓上升。這種正常的血壓上升現象會對於心臟病患以及高血壓病患造成不良的影響。調整適當的生活作息、休閒，避免過度興奮、緊張，常保持愉快心情。有些病人會只是因為偶發的較高血壓值，感到緊張不安，而使自己的心理壓力增加，如此將更不

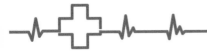

易控制血壓。因此，當發覺此現象應建議患者尋求醫護專業人員的協助。運動也有益於消除精神上的壓力。

2.維持通暢的排泄：

避免便秘的發生，且排便時不要閉氣用力，以免血壓突然升高而誘發心絞痛、高血壓的發作。預防便秘可多食用蔬菜、水果等，含豐富纖維質的食物。有嚴重便秘的患者自行使用成藥前，應該諮詢醫護專業人員後再使用，因很多緩瀉藥會使體內的電解質失調。

3.正常生活型態：

由於現代生活電氣化、工作環境自動化、機械化，雖然節省了人力，但也導致活動量減少，社交應酬、外食的次數增加導致熱量攝食增加，均會直接影響引起肥胖的發生。因此，生活要避免精神緊張，規律運動，保持充足睡眠，定期測量血壓，控制體重在正常範圍，適當節制飲食，以淡食及豐富蔬菜和水果為佳，避免進餐過飽，減少甜食、辛辣調味品以及限制食鹽量，少吃動物性脂肪和內臟，忌菸，少酒及濃茶。

4.規劃適宜的性生活：

一般血壓正常的人在正常狀態下性交，收縮壓約上升 30～80 mmHg，舒張壓約上升 20～40 mmHg，而心血管疾病患者對血壓調

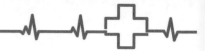

控功能本就不佳，可能上升的數值會更大。因此，性交時血壓上升的程度對一般人而言並不足以為懼，但心血管疾病患者會造成心臟麻痺或腦中風的風險極高，尤其是病情控制不當的患者。將性交活動安排於一段時間的休息之後進行，如睡眠過後、運動或正餐後至少 1.5 小時。必要時，可在性交前預防性的使用硝酸甘油酯含片（NTG）。此外，建議病患可以採用舒適或較省力的性交姿勢。

5.控制藥物的使用：

例如口服避孕藥，會使罹患心臟血管疾病的風險增大。

6.注意天氣的變化：

寒冷的天氣會促使血管收縮、血壓上升，而增加心臟病、腦中風等發作的風險，因此，天冷時要要注意衣物的保暖，並避免週遭環境的室溫過於低，可以適度使用電器產品維持室內恆溫。日常生活中，早上醒來時不要立刻離開被窩，應先在被窩裡活動身體，下床如廁時應穿著暖和，洗臉、刷牙要用溫水等。

7.避免過量飲酒：

白酒主要含酒精，約為 40～65%，和少許有機酸、脂類、醛類。水果酒一般含 10～30%的酒精和糖、鞣酸、蛋白質、氨基酸、礦物質、維生素 B1、B2、C 等。啤酒含 3～5%的酒精和可溶性蛋

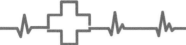

白質，以及多種氨基酸、葉酸、菸酸、維生素 B1、B2 等。適量、少量飲酒對身體並無害，還有活血散寒、疏筋止痛之效。飲酒的酒精安全量是每公斤體重，每日 1 克。例如，以 60 公斤體重計算，安全量為每日飲白酒 75 毫升或啤酒 1800 毫升或果酒 225 毫升。這是安全量的極限，一般以極限量的 1/3 為宜。現代醫學證實酒精對人體各系統和器官有某種程度的毒害作用，過量飲酒會出現許多異常症狀，例如，可以升高血壓、三酸甘油酯，而容易引發心律不整、心臟衰竭、中風等。又例如，過量飲酒可以使神經中樞興奮，導致感情衝動，哭笑無常，或反應遲鈍、步態不穩、嗜睡、嚴重時可使呼吸中樞麻痺而致死。長期過量飲酒可引起消化道黏膜發炎、潰瘍，肝細胞硬化，甚至癌變。根據統計酗酒者的心血管罹病率高達 59%，發生肝硬化比不喝酒者多 7 倍，還易發生酒精性胃炎，胃潰瘍出血，急性胰臟炎等。對長期大量飲酒者或酗酒者應加以治療，尤其是具有心臟血管危險因子的人。雖然有研究指出，適量飲酒者是比不飲酒者罹患心臟疾病的危險性來得低。但無論如何，本書並不鼓勵不飲酒者開始喝酒，也不建議極少量喝酒者增加其飲酒量。

第四章

心臟血管疾病
（Cardiovascular Disease）

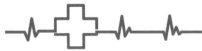

一、心絞痛（Angina Pectoris）

心絞痛（angina pectoris）一詞來自拉丁文的「angerer」，意思是引致窒息。1768 年，Heberden 首先提出心絞痛這一術語，並對典型心絞痛作了詳盡「胸部的異常」的描述，例如，絞勒窒息的感覺，因為患者會感到痛楚，有時更會呼吸困難，甚至感到窒息。心絞痛是因為供應心肌的血量無法滿足其需要量，而造成心肌缺血與缺氧，引起胸骨後或心前區產生短暫陣發性的疼痛臨床綜合症。輕度心絞痛只要休息一下就可舒緩疼痛。此外，緩解心絞痛的方式很特別，且具有診斷上的價值，通常舌下硝酸甘油酯（Nitroglycerine, NTG）使用後 1～3 分鐘即可以減緩心絞痛。目前尚未有研究證實心絞痛會對心肌造成永久性的損傷。

1972 年，加拿大心血管學會對心絞痛制定分級標準，該分級標準是依據誘發心絞痛的體力活動量而定，較適合臨床運用，爾後被美國心肺血液研究所採用，目前，該標準已廣泛運用於臨床，分級標準內容如下：

• Ⅰ級：一般日常活動不會引起心絞痛，費力、快速、長時間的體力活動會引起發作。

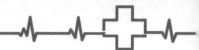

- Ⅱ級：日常體力活動稍受限制，在飯後、情緒激動時，受限制更明顯。
- Ⅲ級：日常體力活動明顯受限制，以一般速度在一般條件下，平地步行 1 公里或上一層樓，即可能引起心絞痛發作。
- Ⅳ級：輕微活動即可能引起心絞痛，甚至休息時也可發作。

(一)病因生理學

心絞痛主要是由於冠狀動脈的粥樣硬化疾病而引起，當冠狀動脈供血不足，會使得心肌急劇的、暫時的血流量不足與缺氧，尤其當身體需要而執行出力動作時，會使心肌的負荷更加重。輕度至中度的冠狀動脈狹窄，只有當運動心肌需氧量增高時，且超過冠狀動脈血流所能供應的程度，才會呈現心肌缺血的現象，引起運動性的心絞痛。當冠狀動脈狹窄75%以上，則會造成休息狀態下，血流明顯減少而產生的心絞痛。其次病因是主動脈心瓣狹窄、心跳速率過快、心肌肥大、貧血等，這些都將加重冠狀動脈狹窄病變而誘發心絞痛的發作。臨床上依心絞痛發生之時間、頻率、強度、持續時間長短及是否可經由 NTG 服用來緩解等特性，將心絞痛分為以下四個類型：

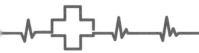

1.穩定型心絞痛（Stable Angina Pectoris）：

穩定型心絞痛（stable angina pectoris）亦稱普通型心絞痛，是最常見的心絞痛。多是由於心肌缺血與缺氧引起的典型心絞痛，通常與進行費力活動、強烈情緒壓力等因素有關聯。其發作的時間、持續的長短以及程度的輕重等，多是可以預測的。每次發作的疼痛性質和疼痛部位皆相同，疼痛時間約 3～5 分鐘，不會超過 10～20 分鐘。當停止用力後，痛楚也會減退，但是再度用力時，通常又會重複發作。穩定型心絞痛可以經含服 NTG 後，而緩解疼痛或不適現象。

2.不穩定型心絞痛（Unstable Angina Pectoris）：

不穩定型心絞痛（unstable angina pectoris）發生的次數較穩定型心絞痛（stable angina pectoris）頻繁，而持續時間較久，疼痛程度也較重，且發作的時間是無法預測的，甚至休息時也有可能會發作。不穩定型心絞痛通常是無法經由休息或含服 NTG，而緩解疼痛，有可能為心肌梗塞（myocardial infarction）發作的前兆。這通常是由冠狀動脈嚴重狹窄而引起的，所以，這類型心絞痛的患者，即使輕微出力，例如走數階樓梯，甚至休息中，心絞痛也會發作。不穩定型心絞痛是介於穩定型心絞痛與急性心肌梗塞（acute myoc-

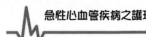
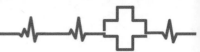
ardial infarction）和猝死（sudden death）之間的臨床狀態，如果冠狀動脈完全阻塞而得不到迅速疏通，則部分心肌可能會因得不到血液供應而壞死，這即是心肌梗塞（myocardial infarction）。心肌梗塞發作時，疼痛既強烈又持久，也有人會感到呼吸困難、出汗、嘔吐等，請詳見本章之心肌梗塞。包括了初發型、惡化型勞累性心絞痛，和各型自發性心絞痛在內。其在原有病變上發生冠狀動脈內膜下出血、粥樣硬化斑塊破裂、血小板或纖維蛋白凝集、冠狀動脈痙攣等。不穩定型心絞痛可以分以下五種類：

(1)初發型心絞痛（initial onset angina pectoris），指病人過去從未發生過心絞痛或心肌梗塞，最近1～2個月內突然出現頻繁的勞累後心絞痛，若是病人精神狀態持續緊張，則可能惡化發展成心肌梗塞。曾經有過穩定型心絞痛，但已數月不曾發作過心絞痛，而再次發生心絞痛，也可歸入本型。未來也可能發展為進行性心絞痛，甚至心肌梗塞。

(2)進行性心絞痛（progressive angina pectoris），亦稱惡化型心絞痛，病人有心絞痛病史，近3個月內突然發作頻繁，疼痛程度加重，且疼痛時間超過10～15分鐘，誘發因素不定。患者活動後會加重發作機率，服用NTG止痛的效果不顯，不能

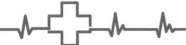

立即止痛或完全消除。此心絞痛反映冠狀動脈病變有所發展，可能發展為急性心肌梗塞，也可能發生猝死。

(3)臥位型心絞痛（angina decubitus），亦稱休息時心絞痛（angina pectoris at rest），心絞痛發作與體力活動或情緒激動無明顯關係，常發生在半夜，偶爾在午睡或休息時發作，其發作時間較長，疼痛劇烈，病人煩躁不安，常被迫須端坐、站立或起床走動。服用NTG的療效不明顯，僅能暫時緩解。此心絞痛可由穩定型心絞痛、初發型心絞痛或進行性心絞痛發展而來，病情加重，預後甚差，可發展為急性心肌梗塞或發生嚴重心律失常而死亡。

(4)中間型綜合症（intermediate syndrome），亦稱冠狀動脈功能不全（coronary insufficiency），胸痛的程度和持續時間介於心絞痛和急性心肌梗塞之間，常是心肌梗塞的前奏，又稱為梗塞前綜合症。此指心肌缺血引起的心絞痛，發作歷時較長，可達30～60分鐘，常發作在休息或睡眠中，發作時面色蒼白、恐懼、焦慮、噁心，可發展為心肌梗塞。但心電圖、放射性核素和血清學檢查無心肌壞死的表現。

(5)梗塞後心絞痛（post-infarction angina），在急性心肌梗塞後

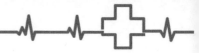

不久或數週後，又反覆發作心絞痛。由於病人的供血冠狀動脈阻塞，發生心肌梗塞，但心肌尚未完全壞死，一部分未壞死的心肌處於嚴重缺血狀態下又發生疼痛，冠狀動脈可能有多系分枝病變，此現象有可能再次發生心肌梗塞的危險。

3.普金滋曼托型心絞痛（Prinqmental's Angina）：

普金滋曼托型心絞痛（Prinqmental's angina）也稱之為變異型心絞痛（Prinzmetal's variant angina pectoris），其症狀會有週期性的反覆出現，疼痛強烈而且持續，服用 NTG 是無效的。其主要發生原因為冠狀動脈痙攣而引起，然而未發作時，患者可能有正常的冠狀動脈血流量。這類型的心絞痛是在沒有警示的情況下出現，通常於女性身上發生，當發作時，心律也會有不正常的現象。

4.夜間心絞痛（Nocturnal Angina）：

夜間心絞痛（nocturnal angina）的症狀多於夜間出現，常呈現出不穩定型心絞痛的形態（unstable angina pectoris）。請見上述不穩定型心絞痛。

(二)臨床表徵

典型心絞痛的表徵有：

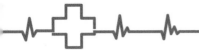
1.誘因：

心絞痛發作之誘因，常見有情緒激動（例如：生氣）、飽餐後、疲勞、費力活動、運動用力、性交、寒冷氣候下急促走路、逆風行走、爬樓梯、提舉重物等，這些活動容易使心肌的耗氧量增加，而出現心絞痛症狀。其他可能的誘因是貧血、男性、年齡超過40歲、天氣寒冷、感冒等。

2.部位：

疼痛常好發的部位是在胸骨（retrosternal area）上、中段偏左後方，有時會擴及心前區，有時會反射至左肩、左臂內側達手肘、手腕可達第四與第五根手指。疼痛也可能反射至右肩、頸部、下

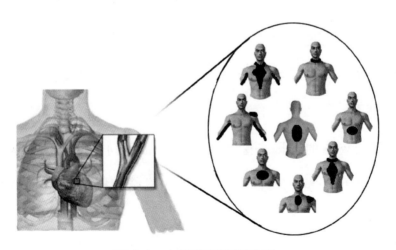

圖 4-1　心絞痛好發部位圖

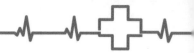

巴、上腹部、後背等部位。因此，疼痛的部位是沒有一定的範圍，從心前區或胸骨後，甚至於咽頸部、下頜、左臂尺側、上腹等部位，都可能有疼痛感。

3.性質：

疼痛性質會因人而異，例如，疼痛（aching）、胸悶、尖銳（sharping）、刺痛（tingling）、輾壓（crushing）、勒緊（squeezing）、戳痛（stabbing）、緊束（tightening）、窒息（choking）、壓迫（pressing）、絞勒（strangling）、燒灼（burning）等。疼痛的性質感覺也可能類似消化不良或脹氣疼痛，但不會是尖銳性的疼痛，所以，容易和消化不良或消化性潰瘍的感覺混淆。有些患者可能沒有任何疼痛的感覺，此稱之為沉靜型心絞痛（silent angina）。疼痛程度多為輕度或中度，但也容易使得患者因疼痛，而不敢隨意活動。疼痛歷時一般約 1～5 分鐘，很少超過 15 分鐘。

4.緩解：

一旦心絞痛的誘因去除（例如，停止活動）就可以緩解，或就地站立、坐下休息數分鐘，可以緩解，或是含服 NTG 亦可以緩解。

5.特點：

典型的「活動用力—疼痛—休息—緩解」（exertion-pain-rest-

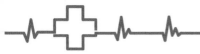

relief）是診斷心絞痛的重要線索。

㈢診斷檢查

當患者無疼痛時，心電圖有可能呈現出正常的現象，而當患者心絞痛發作時或運動時，可能會顯示缺血性之心電圖改變，例如，ST 間段下段以及 T 波倒立等。心絞痛的常見檢查項目有非侵入性檢查，包括一般心電圖、運動心電圖、核子醫學攝影、心臟超音波等，以及侵入性的心導管檢查等。

㈣臨床處置

心絞痛的醫療處置目標是終止發作與防止再發作。其有兩類，分別是藥物治療與侵入性治療，常使用之藥物有硝酸甘油酯（Nitro-glycerine, NTG）與毛地黃（Digoxin）；侵入性治療包括冠狀動脈成形術（percutaneous transluminal coronary angioplasty, PTCA）、血管支架置入術（stent）、動脈粥樣硬化切除術（arteriectomy）以及冠狀動脈繞道手術（coronary artery bypass graft, CABG）。

1. 藥物治療之硝酸甘油酯：

硝酸甘油酯（Nitroglycerine, NTG）為一般血管擴張劑，可以減

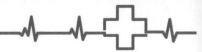
少靜脈血回流量,故可以降低左心室的前負荷血壓及後負荷,使心肌需氧量降低。其亦可擴張冠狀動脈增加血流灌注量,以緩解心絞痛。NTG 若以給藥方式可以分為舌下含服、靜脈注射劑、皮膚貼劑等。含服 NTG 時,宜採坐姿或臥姿,將含片置於舌下使其溶解,舌尖可能會出現熱、辣的感覺,待 3～5 分鐘後若無效再含第 2 片,若含至第 3 片後仍無法緩解疼痛時,應盡速就醫。靜脈注射 NTG時,須以專用之靜脈輸液導管(IV set)給藥,以防受光及避免藥物吸附於注射管壁上而影響療效。NTG 皮膚貼劑每 24 小時可釋出 5mg 藥物劑量,使用 1～2 小時後,血中即可以維持穩定的濃度,通常貼於胸前皮膚,且須每日更替黏貼部位。

　　NTG 若以藥物作用時間區分可以分為兩大類,短效的和長效的。緩解心絞痛可以用短效的 NTG 置於舌下,或用噴射劑噴於口腔內頰粘膜,其作用迅速,但藥效短暫。防止心絞痛發作可以用長效的 NTG 製劑、貼劑等,其作用較慢,但藥效持久。使用 NTG 常會有血管擴張的合併症,包括短暫的頭痛、頭昏、心悸、姿位性低血壓、臉部潮紅、噁心、虛弱無力等,用幾次之後通常會消失,若繼續發生,應告知醫生處理。

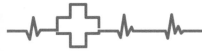
2.藥物治療之毛地黃：

毛地黃（Digoxin）可刺激心肌α-受體（alpha-receptor），以加強心肌收縮並增加心輸出量（cardiac output）。服用此藥須注意病患的心跳率，若發現病患每分鐘心跳低於60次，就必須暫停服藥。此藥常見之副作用為噁心、嘔吐、腹瀉等，服用此藥也必須注意鉀離子的補充。

3.侵入性治療

侵入性治療包括有冠狀動脈成形術、血管支架置入術、動脈粥樣硬化切除術及冠狀動脈繞道手術等，請參見本書第五章心血管檢查與技術相關內容。

(五)護理措施

1. 評估病患胸部不適的症狀與發作情形。

2. 監測病患之生命徵象。

3. 當病患有管路時，維持病患靜脈輸液通路。

4. 當病患有需要時，提供低流速之氧氣。

5. 當病患有症狀時，執行十二導程心電圖檢查。

6. 當心絞痛發生時，給予病患心理支持，並支持其他對病患有

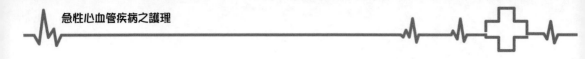

意義的人。

7. 鼓勵病患參與心臟復健之計畫，鼓勵其家屬以及對病患有意義之人參與支持團體。

8. 鼓勵病患家屬以及對病患有意義之人參加心肺甦術課程訓練。

9. 指導病患出院後生活注意事項：

(1) 計畫規律之運動

a. 選擇走路、游泳、低阻力之有氧運動等，避免需要突然移動的活動。

b. 先暖身，再執行 20～30 分鐘活動，最後以緩和動作結束。

c. 運動前後 2 小時內避免進食。

d. 避免極端冷或熱的天氣。

e. 避免任何會引胸痛、呼吸短促及疲勞之活動。

(2) 調整飲食

a. 選擇低脂肪、低膽固醇、低鹽、高纖維等食物。

b. 避免過度攝取咖啡因。

c. 進食較小塊之食物。

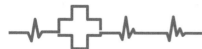

(3)避免吸菸。

(4)在未諮詢醫護專業人員前,不隨意使用任何拮抗之藥物, 例如,減肥藥、鼻充血藥、任何會增加心跳的藥物。

(5)保持一份服用藥物清單,記錄一份引起心絞痛發作日期、 時間以及誘因之記錄單。

(6)任何時間均須攜帶 NTG。

(7)為預防心肌梗塞,在運動前先服 NTG 含片,例如:性活 動、爬樓梯。

10.衛教病患胸痛的處理:

(1)休息:立即坐下或躺下休息,以減少心肌的需氧量。

(2)用藥:含服NTG。NTG含片藥須隨身攜帶以應急用,且必 須置於暗色、防光、防潮的瓶內,保存於室溫下。最好用 原裝有色的瓶子盛藥,因為熱、光、空氣會使硝酸甘油片 的藥效降低。不要放棉花在瓶子內,因為棉花會吸收硝酸 甘油。藥物含服後舌頭應有熱、辣、麻感,放置過久會失 去效用,故每六個月須更換一次。

(3)情緒:保持鎮靜。

(4)其他:必要時就醫處理。

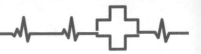

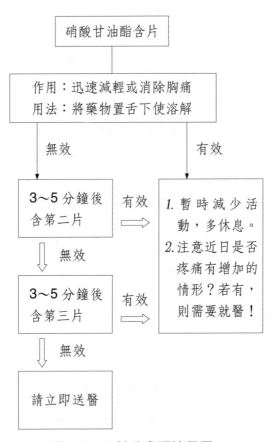

圖 4-2　心絞痛處理流程圖

二、急性心肌梗塞（Acute Myocardial Infarction）

　　急性心肌梗塞（acute myocardial infarction, AMI）是冠狀動脈粥狀硬化性心臟疾病常見的一種疾病。當供應心肌血液的冠狀動脈

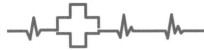

因血栓形成或粥樣硬化發生阻塞時，而致心肌的供血量不足以應付心肌的氧氣需求量，則會造成心肌壞死。爾後，壞死區域的心肌會形成結痂或纖維化，而影響到心肌收縮的功能，甚至會有心因性休克（cardiogenic shock）、心肌瘤（aneurysm）、猝死（sudden death）等合併症。大約90%的急性心肌梗塞死亡者是由血栓引起的，如果及時使用溶解血栓的藥物溶解血栓，可以大幅度降低病患的死亡率，可以挽救瀕臨壞死的心肌，並可以有效地改善病患生存時間與生活質量。無論如何，立即就醫是絕對必要的。

(一)病因生理學

急性心肌梗塞主要是因為心肌急性缺血與缺氧而引發，缺血部位會降低心臟功能並引起自主神經系統的反應，因而加速心肌供氧量及需求量間之不平衡。持續的缺血將造成組織的壞死以及疤痕組織的形成，而且這些部位容易造成永久性的心肌收縮能力喪失。梗塞部位以及範圍將決定心臟尚有的功能，以及患者的急性心肌梗塞嚴重程度。當心肌收縮力減少以及幫浦容量減少，可能會所引起不足夠的心輸出量，進而也可能發生心因性休克（cardiogenic shock）。

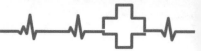

　　根據統計，在美國每 20 秒就有一人罹患急性心肌梗塞，且有逐年升高之趨勢，在台灣十大死因中，心臟疾病佔第 3 位。早期診斷、及早密切監測心律、及早適當醫療處置等，對患者而言十分重要。若有下列之危險因子，則其動脈血管很容易硬化，相對的心肌梗塞發作的機會就愈高。

1. 早發性冠心病（coronary heart disease）之家族史。

2. 高血壓（hypertension）。

3. 糖尿病（diabetes）。

4. 高密度脂蛋白（high-density lipoproteins cholesterol, HDL）小於 35，或是高血脂症（hyperlipidemia）。

5. 吸菸（smoking）。

6. 肥胖（obesity）。

7. 精神緊張，生活忙碌。

8. 服用口服避孕藥。

9. 男性大於 45 歲，女性大於 55 歲。

　　依冠狀動脈阻塞的部位以及梗塞發生的解剖位置，將心肌梗塞分成以下四類：

1. 下壁心肌梗塞（Inferior Wall Myocardial Infarction）：

下壁心肌梗塞（inferior wall myocardial infarction）通常是由右冠狀動脈（right coronary artery）阻塞所造成，而右冠狀動脈是主要供應心臟房室結（AV node）、希氏束（His bundle）以及竇房結（SA node）的血管。當供血受阻時，常會使心臟傳導發生障礙。因此，下壁心肌梗塞的病患往往合併有病竇症候群（sick sinus syndrome, SSS）、左側支傳導障礙（left bundle branch block, LBBB）、右側支傳導障礙（right bundle branch block, RBBB），房室傳導阻滯（AV Block）等心律不整情形發生。

2. 後壁心肌梗塞（Posterior Wall Myocardial Infarction）：

左心室後壁的血液供應是來自右冠狀動脈（right coronary artery）以及冠狀動脈的左迴旋（left circumflex, LCX）共同完成，當血液供量不足時，可能會導致左心室後壁心肌梗塞（posterior wall myocardial infarction）。

3. 前壁心肌梗塞（Anterior Wall Myocardial Infarction）：

前壁心肌梗塞（anterior wall myocardial infarction）為冠狀動脈的左前降支（left anterior descending, LAD）阻塞所造成，梗塞的範圍包括心肌前壁以及心室中膈。因為左前降支是供給左心室的冠狀

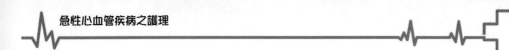

動脈，當其血流受阻時，容易造成左心室肌肉的壞死。

4.側壁心肌梗塞（Lateral Wall Myocardial Infarction）：

側壁心肌梗塞（lateral wall myocardial infarction）為冠狀動脈的左迴旋支（left circumflex, LCX）堵塞所造成，當左迴旋支冠狀動脈供血不足時，容易引發左心室側壁的心肌壞死，而導致前壁心肌梗塞。

(二)臨床表徵

約有 2/3 的急性心肌梗塞患者在發病前有徵兆與症狀，最常見的是胸骨後或心前區疼痛，其次是上腹部疼痛，少見的有胸悶憋氣，左頸部或上肢發麻，頭暈、乏力、心悸等。根據美國心臟學會（The American Heart Association）對急性心肌梗塞發作的警告徵兆歸類，可以包括下列三要項：

1. 一段時間的不舒適的壓迫感、悶脹感、擠壓感、胸前疼痛等。
2. 疼痛擴散至肩膀、下巴、手臂。
3. 伴隨胸部不舒適感出現的現象，還有頭暈、昏倒、冒汗、噁心、呼吸短促等。

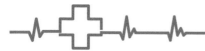

　　上述的徵兆與症狀不一定全部都會出現，有時徵兆與症狀消失後會在重複出現，但無論如何，立即就醫是必要的。急性心肌梗塞臨床表現差異極大，症狀的輕重緩急與冠狀動脈梗塞發生的部位、快慢、分布範圍、有無側支循環等密切相關。在臨床上，急性心肌梗塞的常見症狀有胸痛、心律不整、休克以及左心室衰竭等，可能是單一症狀出現，也可能是相伴出現。首先，分項說明胸痛。

1.胸痛症狀：

　　胸痛（chest pain）為急性心肌梗塞病患最常見，也最具代表性的症狀，約85%的病患以疼痛為梗塞的起始，該疼痛和病患曾經經驗過的任何一種不適的感覺都不一樣。心肌梗塞時所產生的疼痛，好發於胸骨後的區域，常會放射到頸部以及左手臂。心肌梗塞好發於老年人，其最初可能有突發性的呼吸短促、疲倦、蒼白、休克等症狀。雖然大部份病患會胸痛，但仍有15～20%的病患為無痛性的心肌梗塞或稱為寂靜性的心肌梗塞（silent myocardial infarction）。當心肌由缺血變為梗塞時，病態生理的變化明顯，心輸出量（cardiac output）、心搏排出量（stroke volume）以及動脈壓（arterial pressure）都會減低。

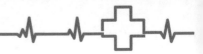

2.胸痛性質：

急性心肌梗塞與心絞痛的胸痛不同，典型的主要區別是前者具有持續性，持續的時間可以長達 30 分鐘以上，甚至 10 餘小時或更久，且有壓迫感、沒有特定的發作時間、發作程度較為嚴重，通常無法藉由休息或使用硝酸甘油藥物而緩解疼痛。疼痛的性質以絞榨感、壓迫感、緊縮感、燒灼感為主，伴隨疼痛有瀕死感。各病患的疼痛程度差距很大，根據最新心肌梗塞定義，疼痛時間可能是 20 分鐘或更短，疼痛有時不嚴重，僅是輕度悶痛，有可能表現出斷斷續續的多次疼痛。

3.胸痛部位：

急性心肌梗塞的劇烈疼痛突發於前胸部的胸骨後面到心前區或咽部，甚至放射至頸部、下頜、左肩、左上臂、背部等。其他部位疼痛有右胸、下頜、頸部、手背、肩部、腕部、牙齒、背部，罕見於頭部、大腿內側。通常心肌內膜層對低血氧最為敏感，因此，心肌細胞缺氧的現象也較容易由此區域開始產生，再逐漸擴及整個心室壁。當缺氧現象發生後，心肌細胞壁對電解質的通透性會受到影響，使心肌收縮功能受到限制，若心肌缺氧時間持續超過35～40分鐘，將導致心肌不可逆的受損及壞死。心肌由缺氧到梗塞、壞死需

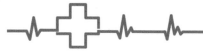

要幾個小時，心肌梗塞對心肌收縮功能影響的程度，取決於梗塞區域的大小，以及該區域是否形成側支循環血管。其次，約10～20％急性心肌梗塞的病患並不是以疼痛起始症狀，而是以下列症狀為急性心肌梗塞的起始：

(1)昏倒：多見於下後壁心肌梗塞的早期，為迷走神經（vagus nerve）張力增高的病患。因為突發嚴重竇性心動過緩或高度房室傳導阻滯，導致心室率極慢、血壓降低，使得 Bezold-Jarisch 反射突然引起昏倒。

(2)心跳驟停：多是病患發生心律不整之心室纖維顫動（ventricalar fibrillation, VF）而接受急救，當心肺復甦後發現急性心肌梗塞（acute myocardial infarction, AMI）。

(3)急性左心室衰竭：急性心肌梗塞前無症狀，或數小時、數日前有心絞痛的徵兆與症狀，發作多見胸悶、窒息性呼吸困難、端坐呼吸、喀血或粉紅色泡沫痰、冒汗、發紺、軟弱等，甚至昏厥，可能有呼吸囉音（rales）。常見於前壁心肌梗塞或舊的心肌梗塞不同部位的再次急性梗塞。

(4)休克：急性心肌梗塞的病患出現大汗、虛脫等症狀。病患容易發生從座位上滑下、站立中摔倒。程度輕者會出冷汗，並

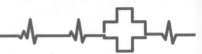

自覺頭暈，收縮壓低於 80 mmHg，尿少或無尿。極端嚴重者會立即死亡，因為心輸出量過低，而引起腦缺血。

(5)心律不整：急性心肌梗塞的病患主要症狀有心跳不規律、心悸，心電圖有心室早發性搏動，其形態類似心肌梗塞的心電圖。

(6)腦供血障礙：急性心肌梗塞的病患會感到四肢無力、意識遲鈍，因為心輸出量降低，而影響腦組織的供血與供氧，多是缺氧與腦梗塞一起致病，有時在臨床上不易區分。

(7)胃腸道障礙：急性心肌梗塞的病患有噁心、嘔吐、消化不良等症狀，打嗝則多見於嚴重的病患者。常見於下後壁心肌梗塞。

(8)最後，急性心肌梗塞的病患還有其他症狀會伴隨的出現。例如，病患大量盜汗、皮膚蒼白濕冷、血管收縮，這表示兒茶酚胺（catecholamine）強烈的作用。則病患的體溫於心肌梗塞發作 24 小時內會上升到 37.5～38.5℃，並可以持續 3～7 天之久。此外，病患容易有不安、焦慮、無助等的感覺。當心室功能嚴重受損時，會造成整個心臟功能失調。如果房室傳導失調（AV dissociation）或心房纖維顫動（atrial fibrilla-

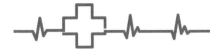

tion, Af），則心房無法有力的收縮以增加心搏出量。而若有心率過快或過慢，對已嚴重受損的心室而言，則有毀滅性的傷害。若急性心肌梗塞又有嚴重的心肌缺血機能低下，即為心因性休克（cardiogenic shock），此常是急性心肌梗塞期的最大死因，其次是心律不整。臨床診斷心因性休克的條件有：收縮期血壓 85 mmHg 以下（但心律不整或使用藥物治療所導致的情況除外）或者血壓急劇下降超過 30 mmHg 以上，組織循環減少、尿量低於每小時 20 ml、意識障礙或昏睡、皮膚濕冷、代謝性酸血症、脈搏變弱、顏面蒼白、頻脈等。

㈢診斷檢查

急性心肌梗塞是呈現連續動態變化的病程，從心肌缺血（myocardial ischemia）到心肌損傷（myocardial injury），最後至心肌梗塞（myocardial infarction）。在任何病程階段均有可能造成病患的猝死。診斷要件有：症狀、心音、心電圖以及心肌酵素變化。

1. 症狀：

持續性胸痛，且壓迫感，胸痛發作次數頻繁，沒有特定的發作時間，程度較為嚴重，持續時間可長達 30 分鐘或更久，通常無法

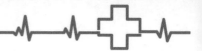

由休息或硝酸甘油酯而緩解。

2.心音：

聽診心音時會出現 S3 以及 S4，這表示心室將可能出現不良的功能；若聽診時出現心雜音（murmur），則表示瓣膜乳頭狀肌受損；於梗塞數天到一星期聽到摩擦音（friction rub）時，則表示有可能有心包膜炎。

3.心電圖：

心肌缺血造成 T 波變大，且成倒立狀，若在心前區之心肌缺血，則ST段會升高；若在心肌內心肌缺血，則ST間段會下降。以心電圖診斷判別：

(1)心電圖 ST 間段上升或左側支傳導障礙（left bundle branch block, LBBB）：可能有梗塞發生。

(2)心電圖 ST 間段下降或動態性 T 波倒置：可能有心肌缺氧或後壁心肌受傷。

(3)心電圖 ST 間段及 T 波無變化：暫時無法確定診斷，必須持續監測。

4.心肌酵素：

血清酶之檢驗則發現CPK、CK-MB、Troponin I 以及 Myoglobin

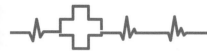

值均會在梗塞後一定的時間升高（見表 4-1）。此外，白血球指數
亦會升高。

表 4-1　血清酶之檢驗值

	開始增加（小時）	尖峰（小時）	延續（天）
CK	3-4	24	1
CK-MB	4-6	12-24	4-5
Troponin I	3-6	20	14
Myoglobin	1-2	4-6	1-2

㈣臨床處置

　　急性心肌梗塞的急救時間是降低死亡率的關鍵，因為病患在發
作 12 小時內就醫的死亡率為 8%，然而超過 12 小時以後才送醫急
救，死亡率高達 16%，主要致死的因素是發生心因性休克與心律不
整。因此，急性心肌梗塞發作時，應立即就醫，對於有心臟病史
者，當出現胸痛症狀，含服舌下 NTG 無效時，應立即就醫。急性
心肌梗塞病患之治療目標為限制梗塞的部位，並預防進一步的組織
受損，因此，臨床處置之原則在增加心肌組織灌流以及降低心肌的
需氧量。

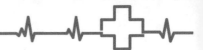

1. 增加心肌組織灌流

(1)解除疼痛：疼痛會加重心肌的負荷，所以解除疼痛是最優先的處治目標。急性疼痛時，可以給予靜脈注射 1～3 毫克小劑量的嗎啡（Morphine），若有需要，則每隔 5 分鐘給予一劑，最高累積劑量可達 20 毫克或至疼痛緩解為止。給藥期間必須注意觀察病患是否有呼吸受抑制的情形，並避免嗎啡經肌肉注射給藥，以避免CPK值升高，而影響對心肌梗塞病程的評估。疼痛表示血管缺血持續進行中，不宜只使用一種藥物治療疼痛。嗎啡應考量與 NTG、β-腎上腺素激性阻斷劑並用。

(2)血栓溶解治療：纖維蛋白溶解系統（fibrinolysis system）是人體最重要的抗凝血系統，對保持血管壁的通透性、維持血液的流動狀態、修復組織是相當重要，主要由 4 種部分組成：纖溶酶原（plasminogen）、纖溶酶原激活素（plasminogen activator，例如：t-PA, u-PA）、纖溶酶（plasmin）、纖溶酶抑制素（plasmin inhibitor，例如：PAI-1, antiplasmin）。因此，血栓溶解治療（thrombolysis therapy）主要的作用是活化纖維酶原轉為纖維酶，使血栓之纖

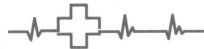

維蛋白（fibrin）分解，以達到恢復冠狀動脈供血之療效。因凝血中形成的纖維蛋白，可經纖溶酶作用從精氨酸─離氨基酸鍵上分解成可溶性產物，使血栓溶解。纖維蛋白溶解藥（Fibrinolytic Drugs），也稱溶栓藥（Thrombolytic Drugs），可啟動纖溶酶而促進纖溶，而治療急性血栓栓塞性疾病。臨床上有三種製劑供使用，第一種是尿激酶（Urokinase），由細胞培養或尿液提煉，成本花費較大，但使用時無過敏反應；第二種是鏈球菌激酶（Streptokinase），由鏈球菌培養皿純化而來，價格最便宜，因為其是非人體蛋白質，所以偶而會有過敏現象；第三種是組織纖溶酶原激活素（tissue plasminogen activator, t-PA），為人體內之物質，然而產量甚微，現由最新之生化技術製造的rt-PA價格比較貴，但作用快，且不會有過敏反應。不論使用何種製劑，都必須於急性心肌梗塞發生 6 小時內使用以達最佳的療效，若超過 6 小時到 24 小時內使用，則效果可能不明顯。如果病患年齡在 70 歲以下，且其心電圖 2 個以上導程之 ST 間段上升大於 0.1mV，但是無活動性內出血、出血性腦中風、近期頭部外傷、出血性眼底病變等禁忌，即可使

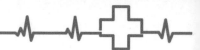

用。

(3)抗凝血劑的使用：為預防血栓溶解治療後，恢復供血之血管再度阻塞，可隨後以靜脈注射方式給予抗凝血劑（Anti-coagulant Drugs），例如：肝素（Heparin），一般注射3～6天，並維持 APTT（Activated Plasma Thromboplastin Time）在 1.5～2.0 倍。

(4)抗血小板劑的使用：抗血小板劑（Antiplatelet Drugs）有 Aspirin 以及 Licodin 等，對未使用血栓溶解治療者，可以減少心肌梗塞的復發或降低死亡率，對已經使用血栓溶解劑者，可以預防血管再度阻塞。

(5)β-腎上腺素激性阻斷劑的使用：若心肌梗塞後的幾小時內使用β-腎上腺素激性阻斷劑（Beta-Adrenergic Blockers），可以降低心跳、血壓以及心臟之收縮力，這些作用可降低心肌需氧量，常見的藥物為 Propranolol（Inderol）、Aten-olol（Tenomine）、Mataprolol（Lopressor）等。

(6)阿斯匹靈的使用：對所有急性心肌梗塞的病患，包括接受血栓溶解劑治療者，使用阿斯匹靈（Aspirin）150～325 毫克，病患應咀嚼一顆之後再口服一顆。

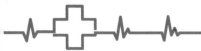

(7)軟便劑的使用：由於病後臥床休息及活動量減少，病人可能出現便秘的問題，軟便劑的使用可以避免病患過度用力解便而增加氧氣的消耗量。鎂鹽制劑（MgO）由鎂鋁鹽共沉澱組成，鋁鹽產生便秘恰與鎂鹽的緩瀉作用抵消，且不會改變病人的腸蠕動能力。其副作用為腹瀉、大劑量造成鎂中毒，中毒的症狀為噁心、低血壓、中樞神經抑制，尤其腎機能不全者更嚴重。

(8)利尿劑的使用：利尿劑的 Furosemide（Lasix）可抑制亨利氏環（Henle's loop）上行支對 Cl^- 的重吸收，並增加 Na^+、Cl^-、K^+ 以及水的排除，使用時必須小心監測，以免造成脫水以及鹽分流失。

2.降低心肌的需氧量

(1)提供安靜的環境病患休息：急性心肌梗塞病患須住進加護單位接受治療，必要時可以給予抗焦慮、鎮靜劑，例如 Valium 等藥物，以緩和病患因胸痛引起的焦慮情緒，並可使病患獲得良好的休息，以減輕心肌的需氧量。

(2)提供低流速之氧氣治療：如果病患有持續性的疼痛、低血壓、呼吸困難、心律不整等症狀，可經由鼻導管每分鐘給

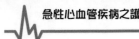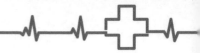

予 2～4 升流量的氧氣，以增加身體供氧量。

㈤護理措施

1.監測血液動力學：

急性心肌梗塞病患於急性期必須住進冠狀動脈加護病房接受密切的觀察照護，並須早期發現或預防合併症的發生，例如，心因性休克，必須監測血壓是否過低、尿量是否減少、脈搏是否變弱、皮膚是否濕冷、意識是否混淆等現象。嚴重的心律不整必須監測是否有心室早期收縮、心室纖維顫動等症狀。肺水腫之徵兆有呼吸困難、呼吸囉音（rales）等。若無以上之合併症，病患可於 3～4 天後轉至普通病房繼續治療，持續性之生命徵象監測與心肌酶監測。

2.改善組織灌注：

維持穩定正常之生命徵象，並觀察以下生命徵象之改變：

(1)血壓異常升高：此將促使心肌耗氧量增加，而加重病患之不適狀態。

(2)血壓異常降低：此將促使冠狀動脈血流灌注減少，而加重心肌缺氧情形。

(3)心搏過速：此將促心肌耗氧量增加，並應同時評估是否有休

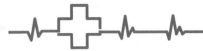

克情形。

(4)心律不規則：須密切監測與及早發現是否有嚴重性的心律不
整發生。

(5)呼吸變慢：應評估是否因嗎啡（Morphine）注射而引發之副
作用。

(6)呼吸囉音：可能為肺水腫之合併症所致。

3. 提供良好的氧合：

如果病患有持續性疼痛、血壓過低、呼吸困難、心律不整等症
狀，可經鼻導管每分鐘給予病患 3～5 升流量的氧氣。協助病患採
半坐臥姿勢，使其胸部擴張，而促使氣體交換的順暢。

4. 增進心輸出量：

(1)觀察心電圖是否呈現心律不整、異常生命徵象之變化，活
動時是否出現心律不整、呼吸困難、體液過多、電解質不
平衡等情形。

(2)記錄病患心跳速率及其規則性。

(3)監測藥物使用的療效，例如強心劑、抗心律不整藥物及利
尿劑等。

(4)採集中式護理，使病患獲得充分的休息。

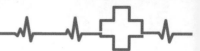

5.降低心肌需氧量：

(1)正確並持續的評估病患的疼痛程度，以及對疼痛的耐受力。

(2)於急性期時，可依照醫囑給予靜脈注射嗎啡（Morphine），以緩解疼痛。

(3)提供安靜舒適之環境，並避免非必要的環境干擾，讓病患獲得充分的休息，以降低心肌的需氧量。

(4)心肌梗塞1～2天應臥床休息，可協助病患執行部分日常生活活動，以降低心肌的耗氧量。臥床期間可協助病患執行床上肢體活動，預防因臥床而易形成的血栓。梗塞第3天後，若無合併症的發生，即可以下床從事漸進性的活動，活動的程度及範圍須依病患的病況以及活動耐受度而定，或依據病患的心臟復健活動處方進行。病患活動前後以及進行活動時，其生命徵象均須加以測量與記錄，例如，頭暈、呼吸困難、臉色蒼白、異常的血壓、心跳變化、心電圖變化等。活動時，若出現不適症狀，應教導病患必須暫停活動，如果無法緩解，則應告知醫師處理。

(5)急性期最好採低膽固醇、低鹽的飲食，並避免過量、刺激性、易產氣、過冷或過熱的食物。飲食不宜過飽，宜少量

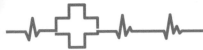
多餐，且易消化的流質或半流質，以保持大便通暢。

(6) 根據醫囑，必要時執行醫師開立的鎮靜劑 Diazepam
　　（Valium）處方，以降低病患的焦慮不安，並使其獲得充
　　足的睡眠。

6.增加心肌組織灌流：

持續評估病患胸痛情形，根據醫囑，必要時依醫囑注射嗎啡
5～10 毫克止痛。一般而言，急性期之藥物治療醫囑，可包括Mor-
phine、Nitrate、Atilipemics、Thrombolytics 以及抗凝血劑，或是在
恢復期給予軟便劑。可以 MONA（Morphine、Oxygen、Nitro-
glycerine、Aspirine）之原則，為治療照護立即之心肌梗塞病患。

7.提供心理支持：

急性期時可以依照醫囑於必要時給予病患輕度的鎮靜劑，例如
Valium，以減輕病患之焦慮不安，使其獲得充足的休息。提供機會
讓病患、主要照顧者及其家屬表達當下的內心感受。持續評估病患
及其家屬於疾病壓力下，所採取的因應措施，並協助他們尋求與獲
得支持系統，以期使用適當的因應措施來面對疾病所帶來的衝擊。
如果病患處於重度的焦慮狀態下，可以轉介相關的專業人員進行心
理諮商與輔導，以緩解病患的焦慮身心反應。

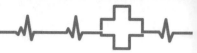

8.衛教指導與護理：

(1)活動指導：確認病患疼痛緩解、病況趨於穩定後，再適時進行護理指導。病發 24～48 小時內，應教導病患於床上進行自我照顧以及肢體之全關節活動。病發 48 小時後，可以協助病患從事輕度的活動，活動開始之初，病患可先坐於床旁椅約 15 分鐘，每天 1～2 次，以後依病人情況逐漸增加活動的時間及頻率。活動前必須先評估病患之生命徵象，當靜態下心跳每分鐘大於 100 次，或血壓大於 160/94 mmHg 時，應暫緩進行活動。病患進行活動時，應密切觀察其對活動之反應，一般活動時，每分鐘心率以不超過靜態下心率約 20 次為原則，如果病患有胸痛、暈眩、呼吸困難、血壓大於 200/100 mmHg、心電圖呈現陣發性上心室心搏過速（paroxysmal supraventricular tachycardia, PSVT）、完全性房室傳導阻滯（complete AV block）、多發性心室早期收縮（multifocal ventricular premature contractions, multifocal VPCs）等症狀，應使病患暫停活動並休息。記錄活動之生命徵象、活動項目、持續的時間、是否有任何活動耐力不足的症狀。病發 4～5 天後可以步行活動，6～7 天

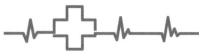

可以進行沐浴活動，並可在醫護人員陪同下嘗試爬樓梯，並由數階層開始，且在病患可以承受的範圍內，逐漸增加活動量。教導病患如何測量心跳之速率及其規則性，以及活動耐力不足的症狀和處理措施。病患出院後，最好從事規則的活動或運動，每週至少 2～3 次，每次約 20～30 分鐘。關於心臟復健活動，請參見本書第八章。

(2) 性生活指導：病發後約 6～8 週始可恢復性生活，包括握手、依偎、接吻、擁抱、愛撫、性交等親密行為。採舒服的姿勢，放鬆心情，在充裕的時間和熟悉的環境下進行。若有下列情況應避免性交，例如，飲酒、進餐後 3 小時內，沐浴後 1 小時內，太冷或太熱的環境，情緒沮喪、焦慮、生氣時，性交後預期會處理一些費力傷神的工作。性交前可含服硝酸甘油片，性交中若發生胸痛也應立刻服硝酸甘油酯含片，且須告知醫護人員。教導病患性交時會造成心臟壓力的警訊，例如，性交時有胸悶、胸痛或心跳呼吸加速持續 15～20 分鐘，性交後失眠，性交隔天感到特別疲累。可建議病患將性活動改在有充分休息後，或是早晨睡醒時進行。

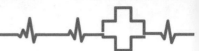
(3)學習指導：鼓勵家庭成員以及對病患有意義的人學習心肺甦術課程。建議有冠心病的患者，應隨身帶有少量有關的急救藥品以及一份病情卡，卡上記載有姓名、年齡、住址、聯繫親屬的姓名、電話號碼、患有何種疾病、急救藥裝在何處、如何使用。此可以避免病患急性發作，且家人不在身旁，而發現者或醫務人員可以爭分奪秒地及時搶救病患。學習減壓和放鬆技巧的方法，隨時減輕緊張情緒或壓力對心臟負荷的影響。

(4)復健指導：指導心肌梗塞復原的過程以及可能造成的身心影響。衛教預防疾病復發之措施，例如：戒菸、治療高血壓、控制體重、依醫囑服藥，採低熱量、低飽和脂肪酸及低膽固醇之食物。教導病患心臟復健活動對增進心臟功能之重要性，並鼓勵參與。

(5)提供轉介：轉介病患至相關心臟協會、團體諮商、支持性團體，例如，冠狀動脈俱樂部、心臟復健組織。

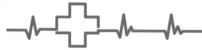

三、高血壓（Hypertension）

一般而言，年輕的成年人中，主動脈（aorta）、肱動脈（bra-chial artery）以及其他大動脈的壓力，最高值會達到 120 mmHg（毫米汞柱），即是收縮壓（心縮壓），而最小值降到 70 mmHg，即是舒張壓（心舒壓），在臨床上稱之為血壓（blood pressure, BP）並書寫成：120/70 mmHg（收縮壓／舒張壓）。血壓即是動脈壓（arterial blood pressure），是由心輸出量（cardiac output）與周邊阻力（peripheral resistance）共同決定的，即是

$$動脈壓＝心輸出量×周邊阻力$$

維持動脈壓的恆定是循環系統的主要功能，近年來許多研究驗證在正常生理範圍內，動脈壓的動態變異對維持生命也很重要。當心輸出量增加時，會使收縮壓（systolic blood pressure）上升；而周邊阻力增加時，則會是使舒張壓（diastolic blood pressure）上升。動脈血壓之收縮壓正常值約為 100～120 mmHg，舒張壓之正常值約為 60～80 mmHg。收縮壓與舒張壓的差值，即是脈壓（pulse pres-

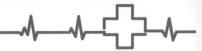

sure），正常值約為30～50 mmHg。平均動脈壓（mean arterial pressure）是心動週期（cardiac cycle）的平均壓力，因為心縮期比心舒期較短，所以平均動脈壓會比兩者的平均值稍小，約等於舒張壓+1/3脈壓，正常值約為 100 mmHg。

血壓值在一天不同的時段中會有不同變動，一般在晚上，尤其是在睡覺時，血壓會較低，約降低 10%以上，這種現象在血壓正常的人與高血壓的患者身上都可以觀察得到。若一個人的血壓在晚上睡覺時反而比白天還高，其未來發生心血管疾病的危險性，會比有正常日夜血壓變化者高出 2～3 倍。高血壓已經被證實與心臟血管疾病有持續的相關性，病患有越高的血壓值，發生心肌梗塞、心臟衰竭、中風、腎臟疾病的危險性就越高。血壓較正常值偏高的35～64 歲男性，在 10 年內罹患心血管疾病的機會率為8%，65～90歲的為 25%；血壓值較正常值偏高的 35 歲至 64 歲女性的機會率為為4%，65～90 歲的為18%。平均血壓每增加 10 mmHg，中風的風險就增加 30%。

聯合國衛生組織／國際高血壓學會準則委員會（WHO/ISH Guideline Committee）與美國全國聯合委員會（Joint National Committee, JNC）一致建議，高血壓（hypertension）定義為血壓高於

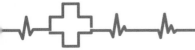

140/90 mmHg，正常血壓為低於 130/85mmHg。根據 2003 年美國全國聯合委員會的第 7 版高血壓預防、檢查、評估以及治療指引（The Seventh Report of the Joint National Committee on Prevention, Detection, Evaluation, and Treatment of High Blood Pressure, JNC VII）將高血壓分為兩期，第一期為輕度高血壓，收縮壓 140～159 mmHg，或舒張壓 90～99 mmHg。第二期是中、重度高血壓，收縮壓等於或高於 160 mmHg，或舒張壓等於或高於 100 mmHg。即是正常偏高血壓是 130～139/85-89 mmHg，輕度高血壓是 140～159/90～99 mmHg，中度高血壓為 160～179/100～109 mmHg，重度高血壓是≧180/110 mmHg。行政院衛生署訂定成人正常血壓之收縮壓應低於 130mmHg，且舒張壓應也低於 85mmHg；高血壓則是收縮壓超過 140 mmHg 或是舒張壓超過 90 mmHg。更進一步說明高血壓的判別，當在坐定休息 20 分鐘後，測得三次之血壓值皆呈現收縮壓大於或等於 140 mmHg，舒張壓大於或等於 90 mmHg。血壓若介於正常值和高血壓之間，則稱為高血壓前期（pre-hypertension）。分類標準表，請見表 4-2：

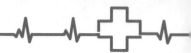

表 4-2　成人高血壓分類標準與血壓值

血壓分類	收縮壓（mmHg）		舒張壓（mmHg）
正常血壓	<120	和	<80
高血壓前期	120～139	或	80～89
第一期（輕度）高血壓	140～159	或	90～99
第二期（中度）高血壓	160～179	或	100～109
第二期（重度）高血壓	≧180	或	≧110

　　上述的分類準則對任何年齡與性別的成人都適用，但對於幼兒與青少年的高血壓臨床標準並不適用，應使用百分位標準。根據年齡、身高及性別校正後，血壓值高過同年齡層的血壓值排序之 95 百分位者，則視為高血壓。分類標準表如表 4-3：

　　長期且持續性的高血壓，會引起其它生理系統的異常，常見的有心肌肥大症（myocardial hypertrophy），其主要是因為左心室長期對抗較大的阻力而累積的結果，心肌肥大的代償作用雖是有效、持久，但也有一定的限度，如果持續過度作用，則將由代償階段轉化為失代償，最後發生心衰竭（heart failure）。此外，還有冠狀動脈狹窄（coronary artery stenosis）、動脈粥狀硬化（atherosclerosis）、心肌梗塞（myocardial infarction）、腦部栓塞（embolism）、腦部溢血（hemorrhage）、腎衰竭（renal failure）等。

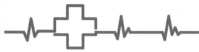
表 4-3　兒童及青少年之高血壓分類標準與血壓值

年齡別	正常但偏高 （第 90～94 百分位）	明顯高血壓 （第 95～99 百分位）	嚴重高血壓 （超過 99 百分位）
7 天內新生兒 （SBP）	—	96～105	≧106
第 8～30 天新 生兒（SBP）	—	104～109	≧110
小於 3 歲的嬰兒			
SBP	104～111	112～117	≧118
DBP	70～73	74～81	≧82
3～5 歲的兒童			
SBP	108～115	116～123	≧124
DBP	70～75	76～83	≧84
6～9 歲的兒童			
SBP	114～121	122-129	≧130
DBP	74～77	78～85	≧86
10～12 歲的兒童			
SBP	122～125	126～133	≧134
DBP	78～81	82～89	≧90
13～15 歲的兒童			
SBP	130～135	136～143	≧144
DBP	80～85	86～91	≧92
16～18 歲的兒童			
SBP	136～141	142～149	≧150
DBP	84～91	92～97	≧98

說明：SBP（systolic blood pressure）為收縮壓；DBP（diastolic blood pressure）為舒張壓

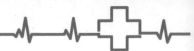

(一)病因生理學

　　高血壓分為兩類型，第一型是原發性高血壓（primary hyperten-sion），也稱為本態性高血壓（essential hypertension），有90～95%高血壓患者是屬於此類型。主要的臨床表現是體循環的動脈血壓升高，至今病因尚未明，但與某因素有一定的關聯性，例如：遺傳、抽菸、肥胖、從事腦力工作、工作狀態緊張、高鹽飲食、高脂飲食、高膽固醇飲食等。原發性高血壓病情發展緩慢，患者的年齡多在 40 歲以上，早期可能無症狀或呈現斷斷續續的血壓上升現象，但是在受到刺激時，血壓竄升的速度比一般人來的快。

　　第二型是續發性高血壓（secondary hypertension），也稱為症狀性高血壓，主要是因其它症狀、疾病所引起的血壓上升，一是腎臟實質疾病（renal parenchymal disorders），例如：腎盂腎炎（pyelonephritis）、腎絲球腎炎（glomerulonephritis）、水腎（hydronephrosis）、多囊性腎病（polycystic kidney）、近腎絲球細胞腫瘤（juxtaglomerular cell tumors）、腎臟移植（kidney transplant）等。二是腎臟動脈疾病（renal artery disease），例如：動脈硬化（atherosclerosis）、關節炎（arthritis）、動脈栓塞（embolism）、動脈

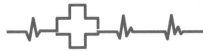

瘤（aneurysm）、糖尿病腎性病變（diabetic nephrosclerosis）。三
是內分泌及代謝性疾病（endocrine and metabolic disorders），例
如：嗜鉻細胞瘤（pheochromocytoma）、庫欣氏症候群（cushing's
syndrome）、原發性醛類脂醇過多症（primary aldosteronism）、高
血鈣症（hypercalcemia）、肢端肥大症（acromegaly）、黏液水腫
（myxedema）、口服避孕藥（oral contraceptives）等。最後是中樞
系統疾病（central nervous system disorders）所引起之腦內壓增加
（increased intracranial pressure）、腦瘤（brain tumor）、神經性或
心理性因素（neurogenic or psychogenic factor）、多發性神經炎
（polyneuritis）、紫質症（porphyria）、主動脈弓縮窄（coarctation
of aorta）。

　　通常身體處於正常狀態時，自身的調節機轉可以維持血壓的穩
定，以維護正常的血液灌流量。在此血壓調控系統中，動脈壓力感
受系統（arterial baroreceptor system）、體液容量調節系統（regula-
tion of body fluid volume system）、腎素—血管收縮素—留鹽激素系
統（rennin-angiotension-aldosterone system）以及血管自身調節系統
（vascular autoregulation system）分別扮演著重要的角色。

　　第一，動脈壓力感受系統，主要的感受器是位於主動脈弓、頸

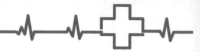

動脈竇、肺動脈以及心房等處，其可以感知動脈內的壓力，並進而通過迷走神經調節，改變血壓。例如，當血壓升高時，該系統能調節使得心跳率減慢、血管擴張、交感神經張力降低等，使血壓下降，反之亦然。

　　第二，體液容量調節系統，可經由複雜的生理調節機轉，改變血壓。例如，以增加靜脈回流心臟血量和心輸出量，使得血壓升高。當病患的腎臟功能是正常狀態，則血壓的升高可以間接產生利尿作用，使腎臟排泄鹽和水分的壓力閾發生改變，進而降低血壓。然而，當腎臟功能處於不健全的狀態下，對血壓改變的反應，就無法正常的執行。

　　第三，腎素—血管收縮素—留鹽激素系統，其中腎素（renin）主要是由腎臟近腎小球細胞（juxtaglomerular cell, JG cell）所釋出的酵素，作用在腎素受質（renin substrate）或血管收縮素原（angiotensionogen）的血漿球蛋白上，以刺激血管收縮素 I（angiotension I）的釋放。血管收縮素 I 雖具有血管收縮功能，但不足以使循環功能產生明顯的改變，但當血管收縮素 I 在肺臟的轉換酶（converting enzyme）作用下，可以成為血管收縮素 II（angiotension II）。血管收縮素 II 是很強的血管收縮因子，可以促使微動脈

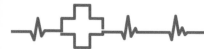

強烈收縮作用，以增加周邊阻力，而迅速升高動脈壓。此外，血管收縮素 II 可以參與留鹽激素（aldosterone）的釋放機轉，並且可以經由交感神經的調節，而使得血壓升高。由於血管收縮素 II 會快速的被血管收縮素酶（angiotensionase）去活化，因此，只能在血液中維持 1～2 分鐘。腎素-血管收縮素-留鹽激素系統作用機轉，請參見圖 4-3。

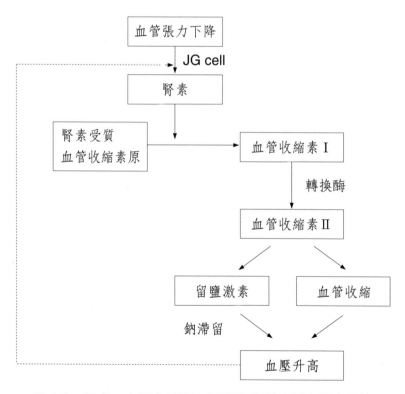

圖 4-3　腎素－血管收縮素－留鹽激素系統對血壓之調節

113

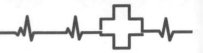

第四，血管自身調節系統，雖然機轉尚未清楚，但是可以維持組織灌流的恆定性。目前已知血管床會藉由改變血管的阻力，來代償灌流壓以維持血液流速的恆定。當壓力上升時，血管會被撐開，而圍繞在血管周圍的平滑肌纖維會收縮，一旦管壁張力增大時，會使血管直徑減小，以維持血壓的穩定狀態。

(二)臨床表徵

約有 95% 以上的高血壓病患，初期症狀不明顯，爾後逐漸出現典型臨床表徵，包括頭痛、頭昏、頭脹、頸痛、耳鳴、失眠、心悸、疲累乏力、易怒、神經質等。此外，血壓暫時性升高且波動性大，即使血壓持續性升高，降壓效果也較好。隨者罹病時間的增長，患者 X 光和心電圖檢查可發現左心室擴大，也可能合併冠心病，眼底檢查可發現動脈硬化，此時，血壓持續性升高，但降壓效果不如從前理想。

如果病患短時間內血壓急遽的明顯升高，則是一種高血壓危象（hypertensive crisis），患者還會出現頭痛、煩躁、心悸、噁心、嘔吐、面色蒼白或潮紅，嚴重者會心絞痛、呼吸困難，甚至昏厥。高血壓危象可以區分為兩類：高血壓急症（hypertensive emerg-

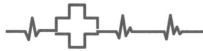

ency）與高血壓危急症（hypertensive urgency）。高血壓急症多見於 40 歲以上的患者，會伴隨著標的器官的損壞，例如：高血壓性腦病變（hypertensive encephalopathy）、中風（stroke）、腦出血（intracerebral hemorrhage）、主動脈剝離（aortic dissection）等。其中高血壓性腦病變剛開始時除了血壓突然明顯升高外，通常是沒有症狀，如果未治療且高血壓持續數日或惡化時，還出現頭痛、眩暈、視力模糊、焦慮不安、嘔吐、癲癇抽搐、意識障礙，甚至意識昏迷、死亡。此期間也會出現一些神經症狀，例如：失語症（aphasia）、黑矇（amaurosis）、兩側深部肌腱反射不對稱（relax asymmetry）或一側無力等，眼底檢查可見棉毛狀滲出物（cotton wool exudate）、視神經乳突水腫（papilloedema）、視網膜出血（retinal hemorrhage）。高血壓危急症多見於40歲以下的患者，是無器官的損壞，但病程發展迅速，短期內迅速出現心、腦或腎功能的衰竭，多數病患在數個月至數年內死亡。

(三)診斷檢查

1. 實驗室檢查，包括尿液分析（urinalysis）、電解質（electrolyte）、肌酸酐（creatinine）、尿酸（uric acid）、膽固醇

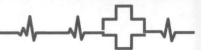

（cholesterol）、三酸甘油酯（triacylglycerol）。

2.心電圖（EKG）檢查。

3.胸部 X 光檢查。

4.眼底鏡檢查。

㈣臨床處置

　　原發性高血壓的治療，應以非藥物療法、藥物療法，或是前兩者合併療法，將血壓控制在正常範圍內。腎素的測定，可做為部份高血壓病患選擇治療藥物的指標。低腎素病人使用利尿劑的成效較好、副作用少，高腎素病人則使用抗鄰苯二酚胺劑的成效較好、副作用少，腎素正常的病人使用降壓藥物的治療效果較難以預期。續發性高血壓的治療，則應針對病因加以積極治療。

　　高血壓的非藥物性一般治療是以低鹽、低脂肪飲食為宜，控制體重，戒菸，規律運動等。降壓藥物治療對輕症患者以一般藥物治療即可控制血壓，當使用降壓藥物將血壓恢復正常後，宜逐漸減量至維持小量口服以持續療效，切不可恣意停藥。患者處於高血壓急症時，其舒張壓在 140 mmHg 以上，又有出現重要器官的損傷，所以必須在一小時內靜脈注射降壓藥以有效的降低血壓，或使用舌下

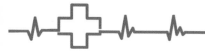

含服降壓藥，通常 5 分鐘後血壓可逐漸下降，必要時 20 分鐘後可重複含服 1 次，使血壓維持在 140～150/90～100 mmHg，或平均動脈壓下降 20～25%。治療高血壓急症最理想的藥物需要作用時間快、半衰期短、靜脈投予，及容易調整藥品劑量，包括 Nitropresside、Nitroglycerin、Labetalol、Nicadipine。

患者處於高血壓危急症時，其舒張壓在 120～130 mmHg 以上，但需要在 24 小時內緩慢的降低血壓，以免末梢器官因血液灌流不足而受損傷，因此，以口服降血壓藥處理較為妥當，常用藥品包括：Clonidine、Captopril、Labetalol 等。有關治療藥物作用與護理要項，請參閱本書第六章。

(五)護理措施

1. 按時測量並紀錄血壓：

根據美國全國聯合委員會的第 7 版高血壓預防、檢查、評估以及治療指引，對於多數人而言，高血壓是指血壓高於 140/90 mmHg，但是對於有潛在疾病（例如糖尿病患者），高血壓的標準應降低，宜將血壓控制在 130/80 mmHg 以下，以降低患有心臟血管疾病的風險。護理專業人員應依據每個患者的病史，判斷理想的血

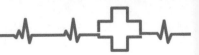

壓，也應指導患者瞭解自己的血壓狀況，以促進患者的自我照顧能力。

血壓在一天之中並非一成不變，會隨著生理活動、心理情緒、環境不同等而有所更動，也受到體內自主神經系統與調節機轉的影響。此外，如同本書於高血壓分類標準部分所提及，不能只以一次的血壓測量值就確立診斷，如果某次血壓測量值偏高，須在以後連續數次的看診期間重複測量，且當平均收縮壓高於 140 mmHg 或舒張壓高於 90 mmHg 才能確立診斷。需要注意的是，即便血壓介於高血壓與正常血壓之間高血壓前期，即是收縮壓 120～139 mmHg 或舒張壓 80～89 mmHg，亦不能輕忽護理指導，應給予適當衛教以及生活型態調整的建議，並定期追蹤及測量其血壓的變化，以減少日後罹患高血壓或相關心血管疾病的風險。

通常人體的動脈壓是由聽診法（auscultatory method）測得，因此，要正確測量血壓，必須要病人、血壓計、測量者以及外在環境的相互配合。許多不正確的高血壓診斷，多是由於測量血壓時，病人未準備好、未足夠休息或緊張而造成的。所以，在測量血壓之前，必須請病人先安靜地坐著休息五分鐘以上，並非是躺著或站著，再於合適的環境中。測量血壓前 30 分鐘內不應有激烈的運動、

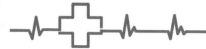

吸菸、食用含有咖啡因食物等狀況。測量血壓時，病人應坐在椅子上但雙腳著地，放鬆身心，除去上臂的衣物，並將上臂置於能穩定支持手臂的扶手或桌面上，且此高度應與心臟同高，然後再測量血壓。如果受測手臂懸空或上臂低於心臟高度，均會導致所測得的血壓值偏高；如果受測上臂高於心臟位置，則會導致所測得的血壓值偏低。

使用水銀柱式血壓計比電子式血壓計的測量結果較為準確，然而水銀柱血壓計必須定期保養與校正，才不致發生誤差，所以血壓計每隔半年至一年，最好能校正一次。電子血壓計雖然十分方便使用，但測量錯誤時，不像水銀柱血壓計如此容易被發現以及校正，所以使用時應特別留意。壓脈帶（cuff）的尺寸選用，對於測量血壓準確性的影響非常大。首先，壓脈帶的長度必須足夠環繞上臂，且其周長必須超過上臂周長的80%。繼而，壓脈帶的寬度應依年齡以及病患肥胖度而決定，且必須注意內袋（inner bag）的大小，其寬度必須超過上臂長度的2/3，表4-4為壓脈帶寬度的建議參考。

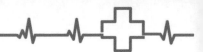

表 4-4　壓脈帶寬度的建議值

受測者	壓脈帶寬度
1 歲以下	2.5 公分
1～3 歲	5～6 公分
4～8 歲	9～10 公分
一般成人	12.5 公分
肥胖成人	14 公分

　　測量血壓必須在合宜的環境中進行，室內的溫度最好維持在
21℃左右，因為低溫會增加血管的收縮，而高溫會導致熱量散失而
加速心跳率，結果造成血壓測不準。室內也應該維持適度的安靜，
以便測量者能清楚聽到動脈聲。量血壓的步驟如下：

(1)將血壓計水平放置，並與心臟同高。

(2)綁上壓脈帶，壓脈帶必須鬆緊適中（可以置入二個手指之
　　鬆緊度），若是太緊會影響血流而導致血壓測量值偏高，
　　若是太鬆則導致血壓測量值偏低。

(3)找到位於肘前窩（antecubital fossa）內側的肱動脈脈搏
　　（brachial pulse），將聽診器置於此脈搏上方。

(4)維持測量者的視線與水銀柱上的刻度成水平。

(5)打氣至感覺到脈搏消失的壓力值再加上 20～30 mmHg，此

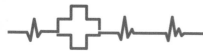

時，因為壓脈帶的壓力超過所估計的心縮壓，所以動脈被壓脈帶暫時所阻塞，而無法自聽診器聽到聲音。

(6)以每秒 2～3 mmHg 的下降速度緩慢放氣，當心縮壓超過壓脈帶壓力時，血液會隨著每一次的心跳通過肱動脈內產生亂流，而可以聽見伴隨著心跳之輕叩聲。

(7)當第一次聽到脈搏的聲音時（phase 1，第一聲），此時水銀柱所顯示的刻度值，即為「收縮壓」值。

(8)當壓脈帶的壓力再繼續降低時，輕叩聲會逐漸增大，然後變鈍而消失，至最後一聲的動脈聲消失時（phase 5，第五聲），此時水銀柱所顯示的刻度值，即為「舒張壓」值。

量血壓過程的動脈聲音，首次是在 1905 年由 Nicolai Korotkoff 完整的描述。有專家主張將動脈聲消失前的低沈聲音（muffling，第四聲）出現時，此時水銀柱所顯示的刻度值，訂為舒張壓；但是由於第四聲測得之舒張壓值明顯的較高，所以也有專家建議應避免以第四聲做為舒張壓值，即使是兒童或青少年，也應以第五聲動脈聲的刻度值，做為舒張壓值。一個精確的血壓值是需要在完成上述的量血壓步驟後，待壓脈帶完全放氣，且至少間隔 2～3 分鐘之後，再以相同的步驟測量一次血壓，爾後，再取此兩次的血壓平均值，

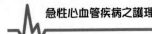

為此次的血壓值。如果此兩次的血壓值相差 5 mmHg 以上，則必須再多量幾次。兩手的血壓都應測量，並選取較高測量值作為該病患的血壓。對於心律不整的病人，必須增加血壓測量的次數，以求得平均的收縮壓與舒張壓。

1. 必要時可做神經學評估，例如：意識程度、瞳孔大小、眼睛對光反應等，症狀評估，例如：頭痛、疲倦等，以作為參考。

2. 必要時依醫囑以氧氣面罩給予高流速氧氣（10～15 L）、依醫囑建立靜脈輸液。

3. 找出病患不遵從醫療照護的可能原因，並給予個別性計畫與指導，建立或恢復病患對血壓控制之信念與行為。

4. 協助吸菸病患戒菸，請參閱本書第三章。

5. 適當節制飲食，以清淡飲食及豐富蔬菜水果為佳，避免進餐過飽，減少甜食、辛辣調味品及限制食鹽量，少吃動物性脂肪和內臟。高血壓患者可以依照一般正常人的標準攝取適量的蛋白質，每 1 公斤體重每天需要 1～1.5 公克，如果合併有腎臟疾病則需減量至每 1 公斤體重每天需要 0.6 公克。減少脂肪攝取，因脂肪含有相當高的能量，每 1 公克有 9 大卡的

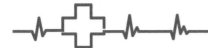

熱量（蛋白質和醣類每1公克各含有4大卡的熱量），攝取過多會堆積在皮下及腹腔會造成肥胖問題，多數高血壓患者同時伴有肥胖問題。碳水化合物是身體器官的主要活動能量來源。運動量少的患者如果攝取過多的醣類，則這些碳水化合物在體內被分解為葡萄糖及果糖之後不被消耗，而在肝臟內被轉換成脂肪儲存。因此，攝取過多的甜食也會有肥胖問題。一般人每天所需要的醣類大約是350公克，高血壓患者不必減量，但是如果患者合併有糖尿病或高血脂病者，則需要減量至每天攝取150～280公克。一般高血壓患者應該將食鹽的攝取限制在每天6～8公克，然而在日常的生活中要限制鹽份是不容易的。可以建議患者先從少吃醃製的蔬菜（例如：酸菜、醃蘿蔔）或肉類（例如：臘肉、燻肉）開始調適飲食。

6. 日常生活注意事項：高血壓患者，應按時服藥，避免精神緊張，規律生活作息與運動，充足睡眠等。高血壓患者對血壓調控功能本就不佳，於性交時血壓上升程度會較血壓正常者為大，容易誘發心臟麻痺或腦中風，尤其是血壓控制不佳者，因此，高血壓患者需積極控制血壓，才可以避免性生活

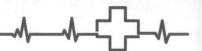

的危險性。沐浴和如廁皆容易發生腦中風，因此，沐浴時要維持室內恆溫及適當水溫，而如廁時避免用力解便，平日應預防便秘，多食用纖維質豐富的蔬菜、水果等。寒冷的氣候與環境對高血壓患者的影響是不容忽視的，例如，病患早晨醒來時，不要立刻起床，宜在被窩中先活動身體，下床如廁應穿著暖和衣物，洗臉、刷牙要用溫水，室溫要維持恆溫等，外出多加衣物保暖。

四、急性腦溢血／梗塞（Acute Cerebrovascular Hemorrhage / Infarction）

人的腦部每天需要消耗全身25%的氧，所以當氧供應減少或受阻，在很短的時間（約 30 分鐘），即可能造成腦部永久的損傷。急性腦溢血／梗塞（acute cerebrovascular hemorrhage / infarction），又稱腦血管意外（cerebrovascular accident），俗稱中風（stroke），是指供應腦部之血流受到阻礙而造成腦組織缺血、腦細胞壞死，導致突發性神經系統缺損。就臨床症狀可以分為缺血型中風（ischemia stroke）以及出血型中風（hemorrhage stroke）兩大

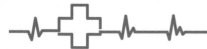

類，前者包括腦血栓、腦栓塞和暫時性腦缺血，後者包括腦出血、蜘蛛膜下腔出血。導致腦血管意外發生的主要危險因子為高齡、高血壓、心臟病、糖尿病、暫時性腦缺血、腦中風病史，次要的危險因子為高血脂症、肥胖症、紅血球過多症、口服避孕藥、腦中風家族史、吸菸、喝酒、咖啡、身體活動量少者。

(一)病因生理學

供應腦部血液的血管主要是由內頸動脈（internal carotid artery）和基底動脈（basilar arteries）所形成的 Willis 環（circle of Willis），其中內頸動脈供應的含氧血流佔腦部總血液流量之80%。由於腦部無法儲存氧或糖，所以腦功能的正常運作是需要有穩定的血流供應，因此，當任何一條通往腦部的頸動脈阻塞時，將會導致嚴重的腦部缺血，繼而會產生不可逆的生理損傷。一旦腦血管意外發生時，阻塞的動脈所供應與支配區域的腦組織就會缺氧，此現象首先會造成腦梗塞以及梗塞區的神經元膠質細胞和血管壞死，繼而受影響區域以及對側半球的代謝都會受到影響。

目前，已被確定為腦血管疾病發生的危險因子首推高血壓，其次則是糖尿病與心臟病，其他包括吸菸、藥物濫用、肥胖、久坐不

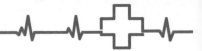

動、高度緊張、高膽固醇飲食、高血脂飲食等。腦血管意外的缺血型是由血栓或栓塞引起血管阻塞，使阻塞部分以下的腦組織因得不到血液的供應，而導致梗塞、壞死與水腫，其中腦血栓是腦血管意外最常見之型態。腦血管意外的出血型多因高血壓、血管瘤、動靜脈畸型等，使腦血管破裂而形成腫塊與血管反射性收縮，進而造成局部腦組織受壓缺血。以下詳細說明：

1. 缺血性腦中風：

缺血性腦中風佔所有中風形成的80%，又可稱腦阻塞，是因為腦血管血液循環不良或阻塞，使腦局部組織缺血所致，可細分為下列數類：

(1)腦血栓（cerebral thrombosis）：腦血栓是腦血管壁因血液凝集、組織缺血、水腫而壞死，常見於血管粥狀硬化引起血栓，好發於內頸、外頸動脈分叉處。

(2)腦栓塞（cerebral embolism）：腦栓塞非血管壁本身問題，而常因為外來物質，例如：血凝塊、空氣、細菌、脂肪、血塊等，導致腦部血管阻塞，好發於大腦中動脈（middle cerebral artery, MCA）分叉處。常見的栓塞外來物質是源自心臟，再經頸動脈進入腦動脈而引發，多發生在心房纖維顫動、缺血

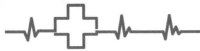

性心臟病、風溼性心臟病、瓣膜修復後的病患。

(3)暫時缺血性發作（Transient ischemic attack, TIA）：暫時缺血
性發作又稱為迷你型中風、小中風，是由於局部腦血流量不
足所導致暫時性、可回復的神經功能失調。其症狀持續約 30
分鐘到 24 小時，發作後無任何後遺症。暫時缺血性發作是一
個警訊，如果未積極治療引起的原因，約 5%的病患在一個月
內出現大型中風，33%的病患在 5 年內出現中風的情形。

2.出血性腦中風：

出血性腦中風佔所有中風形成的 20%，主要是因突發性腦血管
的完整性受到破壞、動脈壁破裂，至使血液流入腦組織、蜘蛛膜下
腔、腦室等處，而導致神經功能的損傷，可細分為兩類：

(1)腦內出血（cerebral hemorrhage）：腦內出血多因高血壓或動
脈粥樣硬化病患的血管破裂、腦內自發性出血所致，一般是
囊狀動脈瘤（saccular aneurysm）或動靜脈畸形（arterio-ve-
nous malformation, AVM）破裂，所引起腦部大量出血導致神
經功能受損及腦組織受壓迫，而出現腦組織移位，甚至昏迷
或死亡。

(2)蜘蛛膜下腔出血（subarachnoid hemorrhage, SAH）：蜘蛛膜

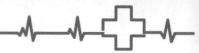
下腔出血多是因為蜘蛛膜層位置的血管瘤破裂、創傷、運動傷害而導致，1/3 的患者於睡眠時發生，患者會出現頭痛、意識模糊等症狀，且預後較差。

(二)臨床表徵

1.缺血性腦中風：

缺血性腦中風發病時間可以從數分鐘到數小時不等，與血管壁動脈粥樣硬化（atherosclerosis）有關聯。一般而言，由血塊栓塞而引起血管阻塞的中風，其症狀特點是突然發生，且迅速、明顯的出現局部性神經系統缺陷，症狀可能在數小時或數天內消失。若是受到影響的血管壁損傷嚴重，則可能會造成腦出血。對於血管變窄而堵塞型的中風，病患出現的症狀可能是漸進式的（約 1～3 天）。無論是何種型態，常見的症狀有：患側臉歪嘴斜、手腳發麻、手腳無力，神智模糊，口齒不清，吞嚥困難，眼睛視力突然變差或看不見，嚴重時還會出現失語、失憶、癲癇。暫時缺血性發作的主要特徵有視力模糊、複視或單眼黑矇，四肢暫時性麻木、無力或是步態障礙，顏面暫時性麻木，甚至有暫時性失語。一般而言，此種小中風通常是中風的先兆，許多老人曾經驗過極短暫時間的手腳麻痺、

口臉歪斜，且在 24 小時內又自然消失。暫時缺血性發作（TIA）僅持續數分鐘，不超過 24 小時，而可逆性缺血性神經缺陷（reversible ischemic neurologic deficit, RIND）會持續 24 小時以上，但不會超過 1 週。

2.出血性腦中風：

出血性腦中風為突發，臨床症狀跟血塊所壓迫的位置有關，初期有可能只表現出突然性頭痛，若是非常嚴重的頭痛則可能是蜘蛛膜層血管瘤破裂而引起的，意識可能急速喪失或 24～48 小時內逐漸惡化。此外，有可能出現半身不遂，半身感覺喪失或同側半盲，在意識喪失之前，病患常易感覺四肢無力。突發性的頭痛而且後續的症狀是較快速發展，會有小腦及腦幹的症狀表現，例如：嚴重的運動失調、失語症、眼顫、眩暈、噁心、嘔吐、阻塞性水腦、顱內壓上升，若不即早就醫處置會有生命危險。當意識突然喪失、四肢癱瘓、呼吸不規律、發燒、瞳孔變成針狀、眼睛運動歪斜且無共軛性，病患通常會死亡。

3.其它

此外，約 31% 的老人會有沉靜型中風（silent stroke），多是因腦中小血管阻塞所造成，患者不會有手腳無力、麻痺或臉歪嘴斜的

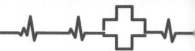

現象，最常見的患者記憶力及神智逐漸變差，這也容易被誤認為老人失智症。不論是哪種型態之腦血管意外，都有侵犯左側或右側大腦半球的可能性。

兩側大腦半球在功能上各有其優勢，左側大腦掌管著語言活動的功能，具有語言、符號、文字、邏輯思維等功能的優勢，右側為抽象創意功能，具有繪畫、音樂、直觀、綜合、形象思維等功能的優勢。在 19 世紀初已研究發現，當左側大腦皮層額葉或顳葉損傷時，可導致失語症，而右側相應區的損傷，則語言功能仍保持完好。當額葉下部受損傷時，會引起運動性的失語症，顳上迴後部損傷時，會引起聽覺性失語症。當額葉中迴後部發生障礙時，會引起失寫症，患者聽懂別人談話、看懂文字、會講話，但不會書寫，而其手部的其他運動並不受影響。當顳葉後部損傷時，則會引起失讀症。

由於左側大腦在語言活動功能上佔有優勢，因此，一般稱左側半球為優勢半球，右側大腦為次要半球。右側大腦皮層在非語詞性的認識功能上是佔優勢的。當右側大腦皮層頂葉損傷時，由於非詞語認識能力的障礙，常表現穿衣失用症，患者雖沒有肌肉麻痺，但穿衣困難。當右側大腦後部病變時，常發生視覺認識障礙，患者不

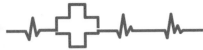

能辨認別人的面部，甚至認不出來自己的親人。

綜合以上所言，若是侵犯位置是左側大腦，在語言能力方面會有失語、失書、失寫、失讀，在記憶方面可能會有缺陷，在視覺方面則會因視物模糊或是右側視野缺損而導致閱讀障礙，在聽覺方面則無影響，但在行為表現上較以往來得緩慢、易怒、易有焦慮與挫敗感。若是侵犯右側大腦，在語言能力方面會喪失幽默感，在記憶方面可能會對時間、地點或人物定向障礙，在視覺方面則會因左側視野缺損而導致無法判斷視覺空間與深度，在聽覺方面會失去對音調變化的判別能力，但在行為表現上較以往來得衝動、判斷力差、易有否認疾病與未能察覺神經系統缺陷的情形。

(三)診斷檢查

實驗室檢查：

1.血球計數（CBC/DC）、血脂肪、膽固醇、三酸甘油酯等。

2.頭、頸、胸部 X 光檢查。

3.心電圖。

4.腦波圖。

5.心臟超音波。

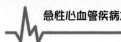
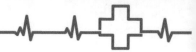

6. 頸動脈超音波。

7. 電腦斷層攝影：能夠以最快速獲知血塊的大小及形狀，且能排除其他病因。

8. 血管攝影：當電腦斷層顯示血塊位置在於不正常的位置時，可能有動靜脈或血管瘤，這時需要血管攝影做為輔助診斷的工具。

9. 頸動脈血管攝影。

10. 核磁共振顯像。

11. 腰椎穿刺。

㈣臨床處置

1. 腦出血

(1) 腦水腫治療。

(2) 外科減壓術。

(3) 預防措施，控制高血壓，若有腫瘤則考慮外科處置。

(4) 外科手術取出血塊，但取決於出血大小與位置。

2. 腦阻塞

(1) 抗凝血劑使用。

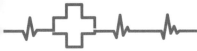

(2)血小板凝集劑使用。

(3)動脈內膜切除術。

(4)顱內外血管繞道術。

(5)預防措施：控制高血壓、糖尿病。

(6)治療引發的疾病，例如：心臟病。

(五)護理措施

1. 保持呼吸道通暢：

(1)對意識不清的病患，宜採側臥以及頭部抬高的姿勢。

(2)隨時監測生命徵象以及評估神經功能。

(3)評估呼吸狀態，以及觀察痰液性質。

(4)預防肺部擴張不全時，應採姿勢引流、背部叩擊以及每 2 小時翻身一次，必要時依醫囑給予霧氣治療以利化痰、排痰。

(5)維持口腔與上呼吸道通暢，除去口鼻中異物與分泌物。當分泌多到需每 10 分鐘抽痰時，應在發生缺氧或發紺前，即放入氣管內管，以利抽痰。

(6)若病患意識清醒，教導深呼吸與咳嗽。

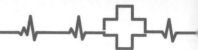

(7)若病患意識清醒，則考慮呼吸器協助使用。

(8)有氣管內管的患者，應每班檢查插管位置以及氣囊壓力，並加強口腔護理。

2. 維持循環功能：

(1)監測體內液體狀況，以預防循環負荷過量。

(2)謹慎調節靜脈輸液量，並監測病患液體輸入與輸出量。

(3)評估病患是否因循環負荷過量，而引起呼吸困難、端坐呼吸、肺部濕囉音等。

(4)評估周邊肢體是否發生水腫現象。

3. 預防顱內壓升高：

(1)應用意識狀態評估表（Glasgow coma scale, GCS）評估病患的意識程度，也就是昏迷指數。GCS 是 1974 年英國格拉斯哥大學的兩位醫師 G. Teasdale 與 B. Jennett 所提出，當時主要用來評估頭部外傷病患的昏迷嚴重程度。使用昏迷指數的好處是在於使用「分數」量化意識狀態，以利醫護專業人員的客觀判定，進而瞭解病患的昏迷程度，並可作後續的追蹤和評估。昏迷指數是以「睜開眼睛（eye opening）」、「發聲反應（verbal response）」和「運動反應（motor

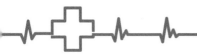

response）」等三個構面來評估，把三項指標的分數加起來所獲得的總分，就是所謂的「昏迷指數」。GCS滿分為15分，記錄方式為E4V5M6，評估內容請參見表4-5。GCS分

表 4-5　Glasgow 意識狀態評估表

評估類別	指標分數	總分
A.睜開眼睛（Eye opening）		4
會主動張開眼睛	4	
對於呼叫聲音的刺激，能張開眼睛	3	
給予疼痛刺激，能張開眼睛	2	
給予疼痛刺激，未張眼	1	
B.發聲反應（Verbal response）		5
對人、時、地的定向力良好	5	
對人時地無定向力，但可交談	4	
言語混亂，只會說一些毫無意義的字語	3	
發出他人無法理解之聲	2	
無言語反應	1	
C.運動反應（Motor response）		6
能依照指示行動	6	
能有目的設法除去致痛物	5	
對痛的刺激會收縮	4	
對痛的刺激有不正常屈曲之反應	3	
對痛的刺激有伸張反應	2	
對任何刺激均無反應	1	
總　　分		15

說明：對於氣管切管患者，則在語言發聲部份以「T」記錄。

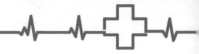

數大於 11 分的病患，是屬於輕度昏迷狀態，未來有 85% 的機會可以部份或全部恢復。GCS 為 8～10 分是屬於中度昏迷狀態，GCS 為 4～7 中間分數的是重度昏迷，恢復機率就隨著分數愈低而遞減。GCS 分數最低是 3 分，也就是 E1V1M1，是屬於完全昏迷狀態，未來死亡或成為植物人的機率較高。當成人少於 8 分、兒童少於 6 分，則其預後多半是不佳的。

(2)監測病患瞳孔有無變化，正常瞳孔直徑約 2～5 毫米，當瞳孔擴大表示第 3 對腦神經受壓迫或麻痺，也表示有同側迴溝脫出（uncal herniation），這顯示可能有腦挫傷、腦水腫或腦出血。

(3)監測病患有無顱內壓增高症狀出現，當意識程度下降、行為突然變得不安、易怒、紊亂、頭痛、噁心、嘔吐、瞳孔變化等現象，則可能有顱內壓增高的情形。

(4)使病患維持床頭 15～30 度，以促進腦部靜脈回流以及呼吸功能。

(5)改變病患體位時，動作宜輕緩，避免突發性的動作，教導病患勿任意轉動或屈曲頸部。

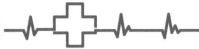

(6)依醫囑限制水份的攝取量，以預防腦浮腫的加劇，一般約限制每日 1500cc，並放置存留導尿管。

(7)記錄攝入以及排出量，並評估是否達平衡。

(8)確認病患每日體重的變化。

(9)避免使用鎮靜劑或麻醉劑，因無法評估病患意識狀態。

(10)避免病患用力咳嗽、用力打噴嚏、用力解便等情況。必要時依醫囑給予軟便劑。

4.維持關節活動度以及預防合併症

(1)為預防肌肉關節萎縮，每天至少進行 4 次主動與被動之全關節運動。

(2)每 2 小時進行翻身一次。

(3)每天至少進行 4 次皮膚護理，並查看是否有無破損，尤其是骨突處。

(4)評估是否需要使用特殊床墊或電動氣墊床，以預防壓瘡。

(5)保持身體適當擺位，以枕頭或捲軸調整合適體位。

(6)協助儘早開始復健活動、規律運動，請參見第三章、第八章。

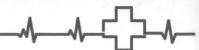

5.提供罹患中風危險因子與預防之衛教指導予病患及其家屬

(1)大於 65 歲：兩性別大於 65 歲皆具有較高的罹病風險，所以定期檢查以期能達到早期發現、早期預防、早期治療。

(2)家族病史：家族成員曾有中風病史者，尤其是父親家族方。

(3)高血壓：罹患高血壓者佔中風導因的 70%，尤其是舒張壓過高的患者，因此，積極治療並按時服藥、控制血壓、非藥物治療（例如，規律生活、運動）等都相當重要。

(4)心律不整：有心律不整的患者罹患中風機率較一般人高出 6 倍，尤其是有心房震顫者，因此，應積極治療與按時服藥。

(5)吸菸：吸菸者比不吸菸者罹患中風機率高出 2～3 倍，因此，戒菸是必要的，包括不吸二手菸。

(6)糖尿病：糖尿病患者易併發血管硬化、高密度脂蛋白膽固醇（high-density lipoproteins cholesterol, HDL cholesterol）下降等，而引起缺血性中風。因此，應積極治療並按時用藥、控制血糖、遵守糖尿病飲食規範、規律運動。

(7)不當飲食習慣：膽固醇過高的患者，尤其是低密度脂蛋白膽固醇（low-density lipoproteins cholesterol, LDL choleste-

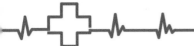

rol）高於 70 mg/dl，則應選擇低脂肪飲食，即脂肪的攝取
應低於每天需要的能量的 30%，尤其應避免攝入飽和脂
肪，可以選用單鍵不飽和脂肪酸油品以避免血塊形成，例
如：橄欖油、葵花油、黃豆、胡桃、魚油等。因此，適當
調整飲食可有效的降低中風的風險，以淡食及豐富蔬菜和
水果為佳，避免進餐過飽，減少甜食、辛辣調味品以及限
制食鹽量，少吃動物性脂肪和內臟，忌菸，少酒及濃茶。
此外，體內有害的氨基酸（amino acid）之一同半胱胺酸
（homocysteine）升高，以及維生素 B 群與葉酸（folic
acid）缺乏者，亦會增加罹病風險，因為同半胱胺酸能促進
平滑肌細胞在血管壁上的生成，以致阻礙動脈流速並易誘
發心血管疾病，而維生素 B 群與葉酸已經被證實能降低血
中同半胱胺酸（homocysteine）的濃度，而同半胱胺酸降的
低可以減少動脈硬化與血管粥樣化的潛在危害，進而降低
40%的心臟血管罹病風險。維生素 C、B6、B12、E 等對中
風預防以及中風後腦細胞的復原都有助益。老年人在沒有
腎功能異常情況下，食用高鉀的食物，例如香蕉、橘子
等，可預防中風發生。

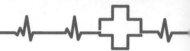

(8)靜態生活：現代生活方式導致身體活動減少，社交應酬、外食的次數增加導致熱量攝食增加，均會直接影響引起肥胖的發生與罹病的風險。因此，宜調整生活型態與規律運動，來避免精神緊張、減輕體重、改善身體脂肪分布、改善血脂肪、控制體重、降低血糖等。

(9)肥胖：肥胖與體重過重，容易引起中風，尤其是脂肪堆積在腹腰部處。肥胖者與體重過重可藉由規律運動、降低飲食熱量攝取等方式，來減輕體重。

(10)酗酒、濫用藥物尤其是海洛因吸食者、口服高劑量避孕藥、生活緊張、情緒不穩定、偏頭痛、睡眠呼吸中止等。

(11)其他危險因子，請參見本書第三章與第八章。

五、心衰竭（Ventricle Failure）

心臟的幫浦功能（pumping function）主要是仰賴於正常的心室收縮功能，當心臟構造改變、心肌收縮能力改變，例如：心肌梗塞（myocardial infarction）、心臟瓣膜缺損、心包填塞（cardiac tamponade）、循環血量突然增多、心室負荷增加，而使心肌收縮力降

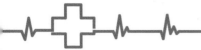

低，則心臟的幫浦無法射出足夠血液，以供應全身組織代謝之所需。此時，身體會啟動多種代償機轉，藉由交感神經興奮，而增加兒茶酚胺（catecholamine）的分泌，使心跳加快、心收縮力增大、周邊血管收縮增強，以增加心輸出量來調整全身血流的供應。然而，此代償的結果將使心肌後負荷與耗氧量增加，導致左心室擴張以容納更多無法射出心室的血液，因此，心室擴張會使得心肌纖維拉長，而造成心肌肥厚以增加心室收縮能力。一旦此代償機轉失調，則囤積在左心室的血液就無法有效的被射出。在這情況下，左心房的壓力就會增加，繼而使肺臟充血，最後導致左心衰竭（left ventricular failure, left-side heart failure）。當左心房的壓力使肺部血管壓力增加時，右心室需花更多能量才足以血液送至肺部，久而久之，增厚的右心室終將導致右心室衰竭（right ventricular failure, right-side heart failure）。

不論是左心室衰竭，或是右心室衰竭，都將導致肺部血管充血，因此，心衰竭（heart failure; cardiac failure）又被稱為充血性心衰竭（congestive heart failure）。心衰竭初期的表現是心肌收縮力降低，而且是在運動或是身體疲憊的情況才會明顯，漸漸地，在休息時左心室射出率（ejection fraction）會由正常的60%降至20%，

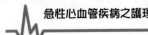
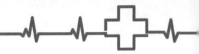
甚至更低。肺循環或體循環充血是典型症狀之一，此乃因為心肌收縮力的減少，而造成心輸出量的減少，使得組織供需氧量不足。高血壓（hypertension）、冠狀動脈疾病（coronary artery disease）、瓣膜性心臟病（vavular heart disease）、心肌病變（cardiomy-opathy）、心律不整（arrhythmia）、心肺症（cor pulmonale）、心包填塞（cardiac tamponade）等，都是引發心衰竭的原因。

(一)病因生理學

心臟呈規律的、協調的收縮與舒張是保障心輸出量的重要前提，其中收縮能力是決定心輸出量的最關鍵因素，也是血液循環動力的來源。因此，心衰竭發病主要是收縮力減弱，但也可見於舒張功能障礙，或者二者兼而有之。因此，回到本書第二章所提到的史塔林定律（Starling's law），來說明心衰竭的機轉。若把心肌纖維比作是彈簧，當彈簧拉得愈長時，則收縮愈好，但是一旦拉過頭，則收縮力反而不佳。心肌纖維伸張程度的表現通常指的是心舒張末期容積（end-diastolic volume, EDV），在運動時，由於兒茶酚胺釋出以及周邊血管阻力下降，則可以在較低的心舒張末期容積下，得到同樣的收縮能力。

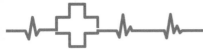

　　然而，一個瀕臨衰竭的心臟，其收縮能力降低，於休息狀態下，尚可以維持身體的需求，但是一旦活動時，心臟在需要較大收縮力之情況下，只好以增加心舒張末期容積來代償，此時心舒張末期壓力（end-diastolic pressure, EDP）就會隨之增加，而此壓力會影響肺動脈，而造成肺動脈楔壓（pulmonary wedge pressure, PAWP）的升高，最後引起肺充血，甚至肺水腫（pulmonary edema）的症狀。因為左心室衰竭，造成心輸出量減少、腎血流量減少，而致使腎素（renin）以及血管收縮素 II（angiotensin II）的增加，會產生鈉滯留以及水腫的現象。如果心衰竭程度更加重時，就連休息時，心臟也無法達成基本收縮的需求，因此造成休息時亦有肺充血與端坐呼吸等症狀。有關心衰竭之發生機轉請參見圖 4-4。雖然近年來對心衰竭之發生機轉更趨明瞭，但是罹病率以及死亡率仍然居高不下，約有 65% 的病患在診斷為心衰竭後的五年內死亡。

　　心肌收縮力降低的機制包括：心肌結構破壞而導致收縮蛋白和調節蛋白減少、心肌能量代謝障礙、心肌興奮—收縮偶聯障礙、心肌肥厚等。心肌結構直接決定著心肌收縮的強弱，當嚴重的心肌缺血缺氧、心肌炎、感染、心肌病等時，會造成心肌纖維變性、壞死，而使心肌收縮蛋白大量破壞引起心肌收縮力降低，最後發生心

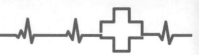

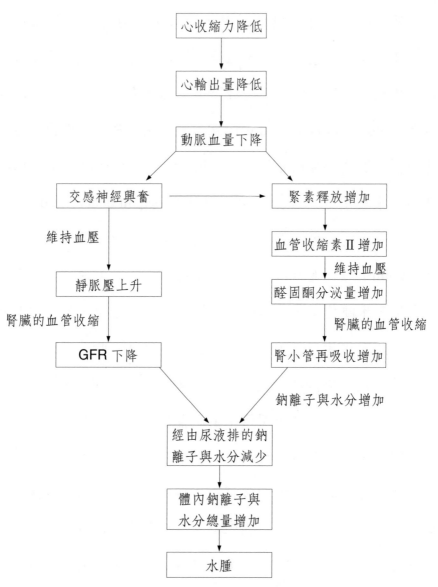

圖 4-4　心衰竭之發生機轉圖

說明：GFR（glomerular filtration rate）每單位腎元：腎絲球過濾率，測量每分鐘有多少水分量經由腎絲球過濾，正常約為每分鐘 120 毫升。

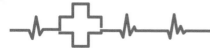

衰竭。心肌收縮活動是屬於主動耗能過程，Ca^{2+} 的轉運和肌絲滑行等都需要能量，因此，心肌能量代謝的任何環節發生障礙，均可以導致心肌收縮力降低。至於心肌收縮所用的能量過程，就是通過肌球蛋白頭部 ATP 酶水解，將化學能轉變為機械能的過程，因此，ATP 含量以及肌球蛋白 ATP 酶的活性，都會影響心肌收縮的能力，臨床常見於心臟長期負荷過度而引起心肌肥厚。心肌興奮—收縮偶聯的過程，即是心肌細胞的電活動轉變為機械活動的過程，Ca^{2+} 是重要仲介物質，因此，任何影響 Ca^{2+} 轉運、分布、結合的因素都可引發心肌興奮—收縮偶聯障礙。心肌肥厚的代償作用雖然有效、持久，但也是有極限的，如果心肌負荷持續過度作功，則代償將轉化為失代償，最後發生心衰竭。

左心室衰竭主要是肺靜脈回流受阻而引起肺水腫（pulmonary edema）以及肺鬱血（pulmonary congestion），常見於高血壓性心臟病（hypertensive heart disease）、缺血性心臟病（ischemic heart disease）、冠狀動脈性心臟病（coronary artery disease）、瓣膜閉鎖不全（valve insufficiency）、心肌病變（cardiomyopathy）等。此外，貧血（anemia）、甲狀腺疾病（thyroid disease）、惡性體質等非心臟疾病，也可能引起左心室衰竭。當左心室衰竭時，則心臟無

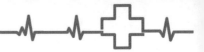
法射出足夠血量，此時交感神經系統的代償會導致心跳率過速、心室擴張、心肌增厚等。若引發左室心衰竭的原因無法獲得矯正，而使代償機轉失調時，會導致急性肺水腫和肺鬱血，最後還誘發呼吸窘迫（respiratory distress）。呼吸窘迫的程度會依病患的姿勢、活動量和壓力強度而有所不同。

右心室衰竭又稱為右心室功能不全（right ventricular dysfunction），主要為靜脈回流受阻而引起臟器積血以及缺氧，嚴重時也會引發急性肺水腫（acute pulmonary edema）。常見的右心室衰竭原因有，急性廣泛心肌梗塞（myocardiac infarction）、急性心肌炎（acute myocarditis）、僧帽瓣狹窄（mirtral valve stenosis）、嚴重心律不整（arrhythmia）、快速大量輸血和輸液等。右心室衰竭的臨床症狀常比左心室衰竭更為明顯，而左心室衰引起的肺充血臨床症狀反而可因右心室衰的發生而減輕。

當心臟在面臨衰竭時，身體會有短期與長期的適應方式，以短期適應方式可以暫時改善周邊組織灌流不足的現象，但就長期成效而言，反而是有害的。就已下所列說明：

1. 鹽分水分滯留在短期間內，雖然可以藉著血容積的增加而提升灌流，但是長期下來，會因而引起肺充血以及全身水腫等

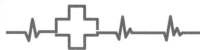

症狀。

2. 周邊血管收縮在短期間內，雖然可以提升生命器官（vital organs）灌流壓力，但是長期下來，會因後負荷（after-load）增加而加重心衰竭程度以及心肌耗能（energy expenditure）。

3. 交感神經刺激在短期間內，雖然可以提升生命器官灌流壓力，但是長期下來，會因後負荷增加而加重心衰竭程度以及心肌耗能。

4. 心肌肥厚在短期間內，雖然可以減少單位面積心肌纖維所受張力，但是長期下來，會因心肌細胞不正常生長反而有害。

依照紐約心臟學會之心臟功能分類（New York Heart Association Functional Classification, NYHA FC），心衰竭病患可依照疾病嚴重程度分為四級，請參見表 4-6：

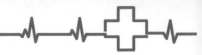

表 4-6　紐約心臟學會之心臟功能分類表

等級	功能分類
I	身體活動不受限制，普通的身體活動不會引起過度疲倦（undue fatigue）、心悸（palpitation）、呼吸困難（dyspnea）或心絞痛（angina pectoris）。
II	身體活動輕度受限制，可以從事日常活動，例如爬樓梯、掃地；若作劇烈運動，就會感覺呼吸困難（dyspnea）、疲倦（fatigue）、心悸（palpitation）或心絞痛（angina pectoris）。
III	身體活動明顯受限制，當從事日常的輕微活動，例如爬樓梯、掃地，會導致疲倦（fatigue）、心悸（palpitation）、呼吸困難（dyspnea）或心絞痛（angina pectoris），但休息時則會緩解。
IV	執行任何身體活動都會不舒服，甚至躺在床上或站著不動時，也會感到疲倦（fatigue）、心悸（palpitation）、呼吸困難（dyspnea）或心絞痛（angina pectoris），即使在休息時也會有不適症狀。

(二)臨床表徵

心衰竭主要是因為心臟功能不足所造成的一些臨床表徵。心臟衰竭患者常見的主訴是呼吸困難，特別是在運動時和晚上躺下睡覺時，嚴重的在安靜休息的情況下都會發生。心衰竭主要症狀為呼吸困難（dyspnea）、心臟擴大（cardiomegaly）、肺水腫（pulmonary edema）、水腫（edema）、肝腫大（hepatomegaly）、頸靜脈怒張（jugular vein distension）、虛弱、循環時間延長等，以下分別說

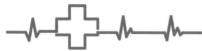

明。

1. 呼吸困難（dyspnea）：患者活動或工作時，就會發生呼吸困難的現象，嚴重時，甚至於躺在床上或休息時，也會感到呼吸困難。

2. 端坐式呼吸（orthopnea）：嚴重的心臟衰竭時，病患會有端坐式呼吸，因連平躺也會感到呼吸困難，需要藉著坐起來或墊高枕頭才得以緩解。

3. 陣發性夜間呼吸困難（paroxysmal nocturnal dyspnea）：病患發生陣發性夜間呼吸困難時，會因為呼吸費力且有喘鳴聲，很容易從睡夢中驚醒並坐起來緩解不適，或是有下床打開窗戶呼吸新鮮空氣的行為。

4. 潮式呼吸（Cheyne-stokes respiration, CSR）：在嚴重心衰竭病患身上會發生潮式呼吸，患者呼吸會逐漸增強增快，然後又逐漸減弱減慢，且會與呼吸暫停交替出現。

5. 肺水腫（pulmonary edema）：肺部有大量的液體蓄積其中，可能出現鳴聲或囉音。

6. 咳嗽（coughing）：因為有大量的液體蓄積在肺分枝內，刺激黏膜所致，可能是乾咳，也可能咳出大量帶泡沫及血絲的

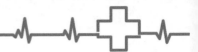

痰。

7. 心臟擴大（cardiomegaly）：心臟擴大又稱為肥大心臟（enlarged heart），包括兩種形式：心肌肥大（hypertrophy）與心室擴大（dilation）。

8. 心律不整（arrhythmia）：心跳率會加快、不規律，且出現心雜音。

9. 腦部缺氧（hypoxia）：正常腦部需氧量是身體其他部位的 10 倍，當心輸出量減少時，容易引起腦部缺血與缺氧，這常會導致廣泛性神經功能受損以及腦部功能受抑制，例如：焦慮、不安、記憶力受損、作惡夢、失眠、頭暈等症狀。

10. 足部水腫（edema）：水腫開始是出現在身體下半部位，最典型是發生在下肢踝部。評估方法是將手指置皮膚處，向下用力壓約 5～10 秒後移開，若無法立即恢復原狀，即是壓陷性水腫（pitting edema）。水腫等級可分成四級，第一級是用手指加壓後出現很淺的凹窩且很快恢復原狀，可將之紀錄為「+」；第二級是用手指加壓後出現較深的凹窩且需較長的時間才恢復原狀，可將之紀錄為「++」；第三級是壓陷性水腫出現在下肢部位，可將之紀錄為「+++」；第四級則是全身

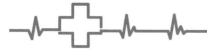

出現水腫，可能合併腹水（ascites）的出現，可將之記錄為「++++」。

11. 可能導致肝腫大（hepatomegaly），易出現腹水及黃疸等肝臟受損的症狀。

12. 可能導致頸靜脈怒張（jugular vein distension），測量時將病患床頭抬高至 45 度角，觀察胸骨角（sternal angle, Louis angle）至頸靜脈間之頸靜脈擴張程度，找出內頸靜脈最高搏動點與胸骨角之垂直距離，測得之靜脈壓+5 公分即約等於中心靜脈壓（central venous pressure, CVP）。

13. 可能導致肝頸反流（hepatojugular reflux），測量時將病患床頭抬高至 45 度角，以手持續地緊壓病患右上腹部約 30～60 秒，觀察頸靜脈壓有無增加，若是增加 1 公分以上，即為陽性反應，病患可能有心臟衰竭。

　　心衰竭的臨床表徵又可細分成左、右心室衰竭之表徵，請參見表 4-7。左心室衰竭是由於左心室排出到身體周邊器官的血液不足，而造成血液堆積在肺部血管裡，其症狀有，呼吸困難、端坐呼吸、陣發性夜間呼吸困難、氣喘、肺部出現爆裂聲（crackles）、心跳加快、全身軟弱無力、疲憊、意識混亂、失眠、食慾不振、焦慮、發

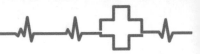

表 4-7　左、右心室心衰竭之臨床表徵

分類	左心室衰竭	右心室衰竭
最大差異	肺血管鬱血	全身性血管鬱血
臨床表徵	1. 組織血液灌流減少，導致衰弱、容易疲倦、失眠。 2. 左心室肥大症（left ventricular hypertrophy, LPH）。 3. 鈉水滯留（retention of sodium and water）。 4. 呼吸短促。 5. 用力時呼吸困難、陣發性夜間呼吸困難、端坐呼吸。 6. 肺部聽診時可聽到潮溼的爆裂音。 7. 泡沫狀血痰。 8. 心律過速且有第三心音。 9. 蒼白、四肢冰涼。 10. 周圍及中心性發紫。 11. 周圍脈搏減弱且微血管充盈大於 3 秒。 12. 尿量減少，每小時小於 30 毫升。	1. 肝腫大、肝臟觸痛、腹水。 2. 腸胃道充血，導致病患產生厭食（anorexic）的症狀。 3. 噁心、食慾缺乏。 4. 頸靜脈壓上升、導致頸靜脈怒張。 5. 肝頸反流。 6. 下垂性水腫。 7. 體重增加。

汗等。在左室心衰竭的患者身上還可以觀察到心搏過速、心房早期收縮（artrial premature contraction）、交替脈（pulse alternant）、肺動脈楔壓（pulmonary artery wedge pressure）升高等，心音聽診可

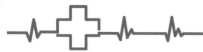

獲得奔馬音（S_3、S_4）、第三心音（S_3）減弱、最大心搏點（point of maximal impulse, PMI）擴大並向左移等。右心室衰竭主要是因肺部疾病所引發的症狀，多見於長期吸菸者。當血液滯留在右心室裡，會使得周邊血液回留心臟受到阻礙。右心室衰竭的臨床症狀表現為腳踝腫脹、食慾降低、腹部不適、頸部靜脈曲張等。

(三)診斷檢查

1. 心電圖：確定有無心律過速、心律不整、心臟肥大增生、心肌受損。

2. 胸部聽診時，可在肺區聽到爆裂聲以及哮喘聲。

3. 胸部 X 光：可發現心臟肥大且肺血管充血。

4. 身體評估檢查：皮膚發紫以及濕冷；不安、焦慮；頸靜脈怒張。

5. 心臟超音波：除了確認腔室、瓣膜構造有無缺損外，尚可估計心臟功能，也就是知道左心室射出率（left ventricular ejection fraction, LVEF），其為非常重要的心臟功能測試方法，可獲知每分鐘的心輸出量占心室舒張末期容積的百分比。正常心臟之 LVEF 應在 60% 以上，一旦心臟衰竭時，其

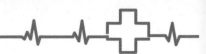

值會低於 40%，甚至更少，當小於 20% 則表示患者有嚴重的左心室功能不全（severe left ventricular dysfunction）。

6. 動脈血氧分析：可發現動脈氧下降，動脈二氧化碳增加。

7. 血氧濃度監測：可發現低於 95%（$SaO_2 >95\%$），表示血中含氧濃度減少。

8. 肺動脈導管監測：當左心衰竭時，肺動脈壓以及肺微血管楔壓會升高；當右心衰竭時，則中心靜脈壓會升高。

9. 心導管檢查。

10. 心臟核醫檢查。

㈣臨床處置

1. 強心劑包括 Digoxin、Dobutamine、Dopamine 等，可以增強心收縮力，並提高心輸出量。在合併有心房纖維顫動時，可減慢心臟跳動，減少呼吸困難，但是不能使心跳速率過慢，因此，用藥前必須需先測量心跳次數，若每分鐘少於 60 次，則應暫停服藥並告知醫師。如果病患出現噁心、嘔吐、精神錯亂、心跳每分鐘少於 60 次以下的副作用，應立即告知醫師並緊急處置。

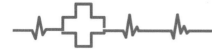

2. 利尿劑例如 Lasix，可以排泄體內過多的水份，以減輕心臟的負擔。利尿劑的使用，也同時會使身體內的電解質，例如鉀、鈉，隨著水份排出體外，因此，在飲食上，必須補充含鉀質的食物，例如：香蕉、柳丁、橘子等水果。

3. 血管擴張劑例如 Isoproterenol HCL（Isuprel）、Nitroglycerin（Tridil）、Nitroprussiden Sodium（Nipride），可以擴張周邊血管，以減輕心臟的負擔。

4. 血管緊縮素轉化酶抑制劑例如 Captoril，可以擴張周邊血管阻力，減少心臟的負擔、減少水份的滯留。

5. 如果病人有呼吸困難的情形，使用氧氣治療，每分鐘流量可給予 2～3 升，以減輕病患的症狀。

6. 去除病因，必要時可考慮採用外科治療，例如先天性心臟病以及瓣膜性心臟病所導致的心衰竭。

7. 必要時做心臟移植。

8. 急性肺水腫（acute pulmonary edema）出現於心衰竭的患者是因為快速體液積在肺部血管外，使得肺微血管充血無法維持既有的容量，而使液體滲漏進入鄰近之肺泡或空隙，當液體堆積造成肺部變硬會損及擴張能力，最後形成嚴重的缺氧。

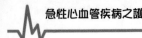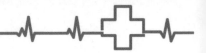

一旦引發急性肺水腫，病患會突然呼吸困難、端坐呼吸、咳嗽並帶有大量粉紅色泡沫狀痰、煩躁不安、恐懼等，病情嚴重時還會出現心因性休克，甚至心跳驟停。因此，必須及時救治，給予端坐姿勢、兩腿下垂，提供高流量氧氣（6～8升／每分鐘），使用快速強心劑與利尿劑，以減輕心臟前負荷與後負荷。

9. 限制液體及鈉鹽的攝取：食物中的鹽分不可過多，一天勿超過3～5公克（約1小湯匙），病患可利用鹽的代替品加入食物內，以取代餐桌上的調味鹽，使低鈉食物較為可口。但是許多鹽的代替品含有鉀，因此使用時必須考慮腎臟的情況。水份每日不可超過1000～1500毫升，以免加重心臟負荷。如果使用強力排鈉利尿劑，則鈉鹽限制可不必過嚴，此不但有利於增進病患的食慾，又可以減少低鈉的發生率。

㈤護理措施

1. 急性期護理：

(1)協助藥物給予。

(2)維持病患半臥位或端坐位姿勢休息，且兩腿下垂，以減少

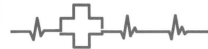

靜脈回流，減輕心臟負擔以及肺鬱血，使肺擴張增加至最大。同時，應鼓勵病患從事小腿輕度主動活動，以防止下肢靜脈血栓形成而導致肺栓塞。

(3)監測生命徵象、血液動力學之變化以及意識狀態。

(4)評估呼吸音以及心音。

(5)監測尿量以及體重變化。

(6)維持適當體液容積以及電解質平衡。

(7)促進肺部氣體交換，改善呼吸困難；需要時協助插管或其他測量；病患需要有呼氣末端正壓（positive end expiratory pressure, PEEP），以減少靜脈回流、降低肺微血管壓力以及促進血氧飽和度（oxygen saturation of blood, SaO_2）。

(8)臥床休息，減少耗氧量、減輕心臟的負荷，維持代謝需求。

(9)減低焦慮，提供病患及家庭成員或對病患有意義者心理支持，減輕生理和情緒上的壓力。

(10)協助病患及其家屬適應疲勞狀態。

2.恢復期護理：

(1)協助藥物給予，並提供服藥衛教指導。

(2)監測生命徵象、血壓等。

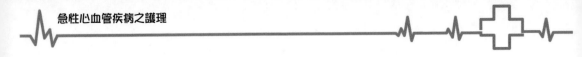

(3)預防造成心臟負擔的誘因，誘因中以呼吸道感染最常見，例如感冒。還應避免勞累、控制心律失常，謹慎使用抑制心肌收縮力的相關藥物。生育年齡的心臟病女患者，應妥善規劃生育計劃，有心衰竭者，應考量避免懷孕，以免增加心臟負荷，而加重心臟衰竭症狀。此外，還需注意貧血治療。

(4)預防身體不活動之合併症，教導或協助病患執行全關節運動（range of motion, ROM），讓每個關節達到完全範圍的活動，以維持關節的活動性。必要時可使用抑制血栓之彈性襪，以防深部靜脈栓塞。

(5)配合生理限制，發展適宜的活動與休息型態

①輕度的心臟無力病患，可以照常上班，但需要多休息，並減少身體的活動量。

②嚴重心臟無力病患，宜躺在床上休息，以減少心臟的負擔，如果有呼吸困難的情形，除了使用氧氣外，還可將床頭搖高，或是利用床旁桌休息。

③病患宜放鬆心情並保持愉快，身體與腦力皆不宜過度操勞。

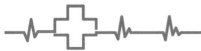

④長時間躺在床上者，應時常翻身，活動四肢，而且要多
做深呼吸運動，使肺部擴張，減少肺炎發生。

(6)控制飲食，並限制水份及鹽分的攝取，尤其體重過重的病
患，應減少三餐的進食量與熱量，並限制醣類、動物性的
油脂、油炸等食物，以減少體重來減輕心臟的負擔。避免
食用高鹽以及醃製品，例如：鹽、醬油、滷味、醬菜等食
物，以預防這類食物使過多的水份蓄存在體內。可採低膽
固醇、低鈉飲食。水份、果汁、湯汁等容易造成體內水份
蓄留的增加，應觀察每日攝取量與排出量是否均衡適當。
多吃含纖維的食物，以保持大便的通暢。

(7)限制訪客，因為親友來訪，將會減少病患的休息時間，有
時會加重心情的起伏，而無形中增加心臟的負擔。

(8)維持正常大小便的排泄，但大便時不可閉氣用力，以免增
加心臟的負擔，當排便不順暢時，要告知醫護專業人員，
並採取高纖食品以及服用適當的軟便劑。

(9)戒菸以及避免吸二手菸，因為吸菸是造成冠狀動脈疾病的
危險因子，亦增加心臟的負擔。

⑽出院後應按時服藥及回診。

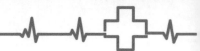

⑾觀察有無心衰竭復發的症狀，例如：有呼吸急促、咳嗽、下腹腫脹、下肢水腫、無法採半坐臥休息時應迅速就醫。

⑿就日常生活和保健而言，當病情改善時，在醫護專業人員的允許下，可以漸進式的下床活動。病情較輕者，一般可以恢復日常生活活動與工作，但是勞力性工作應避免，例如：駕駛員、重工作者等。保持規律的生活與活動，早睡早起，最好上午以及下午各安排一次短暫休息與睡眠。吃完飯後，不宜立刻活動或工作，應休息 30～60 分鐘，以使心臟休息。

⒀避免太冷太熱、溫差太大、空氣不好的環境，如洗三溫暖，進出冷氣房。

⒁維持愉快的心情，遠離興奮、緊張、生氣的情況，以免增加心臟負擔。

六、心因性休克（Cardiogenic Shock）

心因性休克（cardiogenic shock）又稱為心臟性休克，是心臟幫浦功能（pumping function）衰竭所致，當心肌受到傷害，循環系統

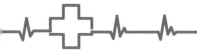

無法供應全身器官所需的血液量，因此，各組織器官無法獲得適當的血液灌注，而出現灌流過低（hypoperfusion）的現象，進而導致身體機能降低或損壞。心因性休克的高危險群疾病有：心衰竭（heart failure）、急性心肌梗塞（acute myocardial infarction）、低血壓（hypotension），其它還包括心律不整（arrhythmia）、心包填塞（cardiac tamponade）、心肌炎（myocarditis）、心肌病變（cardiomyopathy）、心臟收縮受限、心肌受損而收縮無力、主動脈瘤破裂、靜脈血回流受限、甲狀腺風暴、任何嚴重心肌損害等。心因性休克病患通常需針對生理、病理狀況，緊急救治，嚴重的休克可能導致腦部傷害，甚至死亡。

(一)病因生理學

人體組織器官代謝以及功能的正常活動，是需要仰賴源源不絕的氧氣來維持，而心血管系統就是將這氧氣送到全身的所有組織器官，並運送正常血球的代謝產物。要維持這種內在環境的穩定，對心血管系統來說，是需要有血液、血管、心臟等彼此相互間的合作配合，只要其中某部份無法發揮正常功能時，就可能因器官或組織之氧合程度變差，人體開始啟動代償機轉，以期維持或恢復組織灌

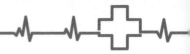

注以及氧合。此時，因動脈氧合血液灌注量降低、心輸出量減少、循環血液減少或血管擴張，會使人體的後負荷（after-load）下降，繼而讓平均動脈壓（mean artery pressure）下降，若是引起休克的原因一直無法被改善，則會繼續加重心因性休克的情形，而使得重要器官損傷或是無法恢復原有的功能。

心因性休克的主要特徵是：

1. 由於心臟幫浦功能衰竭，導致心輸出量急劇減少、血壓降低、微循環變化的發展過程。基本上此型休克與低血液容量休克（hypovolemic shock）相同，但常在發病早期因缺血與缺氧，而導致死亡。

2. 多數病患由於動脈充盈不足，而使交感神經興奮來增加兒茶酚胺（catecholamine）的分泌，進而使心跳加快、心收縮力增大、周邊血管阻力增強，以增加心輸出量來調整全身血流的供應，然而如此將加重心臟後負荷。但有少數病患的周邊阻力是降低的，這可能是由於心室容積增加，而刺激心室壁壓力感受器，反射性的引起心血管運動中樞的抑制。

3. 由於交感神經興奮，使得靜脈收縮，而回流心臟血量增加，然而心臟不能把血液充分射出輸入動脈，使得中心靜脈壓

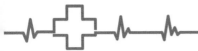

（central venous pressure, CVP）以及心舒張末期壓力（end-diastolic pressure, EDP）升高。

4. 通常較早出現嚴重的肺鬱血（pulmonary congestion）以及肺水腫（pulmonary edema），這些症狀將進一步加重心臟的負擔以及缺血、缺氧狀態，促使心臟幫浦功能的衰竭。

㈡臨床表徵

可由以下臨床表徵進行身體評估：

1. 心血管系統：

   (1)心輸出量減少。

   (2)脈搏微弱且快。

   (3)末梢脈搏減弱。

   (4)血壓降低。

   (5)脈壓差減小。

   (6)中心靜脈壓降低。

   (7)頸靜脈怒張（jugular vein distension）。

   (8)姿勢性低血壓（orthostatic hypotension）。

   (9)四肢靜脈血管塌陷。

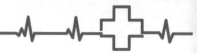

(10)指甲微血管再充盈速度減慢。

(11)皮膚濕冷、蒼白。

2.呼吸系統：

(1)呼吸淺且快。

(2)動脈二氧化碳分壓（$PaCO_2$）下降。

(3)動脈氧分壓（PaO_2）下降。

(4)口唇以及指甲床發紺。

3.神經肌肉系統：

(1)症狀早期會出現焦慮或躁動。

(2)症狀晚期會出現嗜睡或昏迷。

(3)肌肉普遍性無力。

(4)深部肌腱反射減弱或消失。

(5)瞳孔對光反射遲鈍。

4.泌尿系統：

(1)尿量減少。

(2)尿比重增加。

(3)尿液出現糖和酮體。

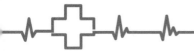

5.消化系統：

　(1)胃腸道活動減少。

　(2)腸音減弱或消失。

　(3)噁心或嘔吐。

　(4)便秘。

　(5)口渴加重。

　(6)血糖降低。

㈢**診斷檢查**

1.胸部 X 光。

2.心電圖。

3.心臟超音波。

4.核子醫學檢查。

5.實驗室檢查（包括心臟酵素、血清電解質、血脂質分析等）。

6.動脈血液氣體分析。

7.血液動力學檢查：常使用肺動脈導管（pulmonary artery catheter），一般也稱為 Swan-Ganz catheter，是一種侵入性的血

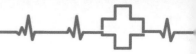

流動力學監測系統。在成人加護病房中，它廣泛被運用於急性心肌梗塞合併心因性休克或急性呼吸窘迫症候群（acute respiratory distress syndrome, ARDS）等危險病患，利用插入近心端大靜脈之導管，順血流進入右心房、右心室、肺動脈以及肺動脈分枝，以測量病患的血液動力壓力數值，此可作為診斷以及治療心因性休克之參考依據。詳細檢查內容，請參見本書第五章心血管之檢查與技術。

8. 中心靜脈壓（central venous pressure, CVP）檢查：由植入中心靜脈導管來測量患者右心房壓力、靜脈回流量，以評估患者循環負荷及心臟功能。詳細檢查內容，請參見本書第五章心血管之檢查與技術。

㈣臨床處置

心因性休克的治療，應迅速增加心輸出量，以改善全身器官組織的血液灌流不足情況。臨床處置如下：

1. 先處理引起心因性休克的原因，例如：心律不整、高血壓、心臟瓣膜疾病、冠狀動脈疾病等。

2. 氧氣治療：適當的氧氣供給以減輕呼吸困難以及疲憊程度。

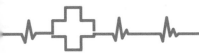

3.體能維護：限制活動並臥床休息。

4.藥物治療（有關藥物之作用、機轉與護理等，請參見本書第

六章）：

(1)強心劑：Digoxin、Dopamine、Dobutamine。

(2)利尿劑：Lasix、Edecrine。

(3)血管擴張劑：Isuprel、Tridil、Nipride。

㈤護理措施

1.促進肺部氣體交換，改善呼吸困難

(1)採半坐臥式，或用雙臂撐開趴著床上桌，使病患可以舒適

依靠，並促進肺擴張。

(2)教導病患噘嘴呼吸（pursed-lip breathing）以及腹式呼吸

（abdominal breathing）的方法，以減少呼吸頻率和增加潮

氣容積，鼓勵每 2～3 小時做深呼吸以及咳嗽運動。其中噘

嘴呼吸是用鼻子緩而深地吸氣，吐氣時，如同吹口哨般地

噘起嘴唇，以兩倍於吸氣的時間經嘴緩緩吐出。腹式呼吸

就是用橫膈帶動呼吸，吸氣時病患鼓起腹部，吐氣時凹下

腹部。當氣促時，將上身略前傾用雙手撐著大腿或桌面，

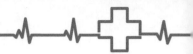

亦可幫助症狀的緩解。

(3)持續監測呼吸型態以及呼吸音。

(4)依醫囑氧氣治療，或人工呼吸器並使用呼氣末端正壓
（positive end expiratory pressure, PEEP）。

(5)依醫囑給予痰液稀釋以及呼吸治療，以促進分泌物排除，
並預防感染。

2.減少耗氧量，維持代謝需求

(1)協助病患身心放鬆，臥床休息，以減少心臟的負擔。

(2)依醫囑給予強心劑並監測心跳、心電圖、血鉀濃度，慎防
中毒，若心跳每分鐘低於 60 次，應暫停給藥並告知醫師。

(3)給予血管擴張劑後，監測藥物之作用及其副作用。

(4)注意保暖，維持舒適的物理環境。

(5)監測心律變化、生命徵象以及動脈血液氣體分析的數值變
化。

3.維持適當體液容積和電解質平衡

(1)每天測量並記錄輸入與輸出量、體重以及水腫情形，以作
為體液平衡的參考。嚴格限制液體攝入量，並評估病患對
限液的遵從情形。

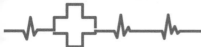

(2)說明食物之含鈉、鉀情形，協助採高鉀、低鈉、低熱量飲食。監測電解質濃度，注意有否血鉀過高或過低所導致之身體變化。

(3)依醫囑給予嗎啡以及利尿劑，並監測藥物之作用及其副作用。

4.配合生理限制，發展適宜的活動休息型態

(1)監測休息以及活動時的生命徵象變化，採漸進式進行活動。

(2)若病患無法下床，應協助由床上被動運動，漸進到主動運動。鼓勵臥床病患進行股四頭肌的等長運動、全關節運動、自行翻身活動、深呼吸、咳嗽等。鼓勵病患坐於床緣，擺動雙腳。

(3)協助病患及其家屬認識活動耐受力不佳的因素、狀態，若出現呼吸困難、盜汗、臉色蒼白等情形，應立即休息停止活動。注意活動無耐力徵象，例如：胸痛、呼吸困難、眩暈、活動後脈搏和血壓在休息 3 分鐘後仍無改善或恢復。若病患活動時出現胸痛、呼吸困難、眩暈、脈搏減少、血壓沒有升高、呼吸速率減少等情形，應立即休息。

(4)活動後休息 3～4 分鐘，若病患出現生命徵象沒有改善或恢

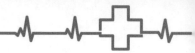

復、呼吸困難、意識改變等現象,應減少活動量以及強度。

5.協助病患及家屬適應疲憊的狀態

(1)疲憊狀態(fatigue status)的評估可以採 0～10 的計分法,以「0」為完全清爽有活力,而「10」為無法去除的嚴重耗竭感覺,請病患選出自己所覺得的疲憊程度,並記錄疲憊狀態的分數以及當時所處的相關情境。

(2)由疲憊程度的變化,找出每日精力體能最佳時段與精疲力竭的時段,並分析時間與情境的相關情形。可將重要的事項安排在病患精力體能最佳的時段裡處理。

(3)將護理活動與病患作息依精力體能狀態規劃,以確保在各事件之間能有充足的休息。協助病患及其家屬安排病患的日常生活活動,並可將病患能夠自行處理的事件分成幾個小部分,使其能慢慢完成。

(4)依病患需要設計輔助用具,以節省精力體能的消耗。

(5)將工具用物放置有條理、有秩序,使病患易取用、易收拾。告知病患對高難度的工作不要執意獨自進行或完成。

(6)病患及其家屬皆應了解病患精力體能耗竭的感受與原因、

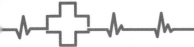

表徵，例如：注意力下降、動機減弱、知覺遲緩、精細協調能力不佳、判斷力變差、情感冷漠、常臥床休息。並協助病患及其家屬接受這些現象是因為生理狀況之故，勿產生角色衝突。

(7)選擇與建立可從事的休閒娛樂，並視病患精力體能安排，不要讓病患覺得很疲憊、空虛。

(8)教導病患放鬆技巧，使其休息時能真正達到生心理與靈恢復。可調整物理環境，例如：溫度適宜、空氣清新，以避免增加臥床休息時之代謝負擔。若是心衰竭患者會因周邊血管收縮而散熱不佳，易覺得燥熱，應盡量減輕病患的不適感。

第五章

心血管檢查與技術
(The Cardiovascular Examination and Technology)

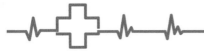

一、血液動力學監測（Hemodyanmic Monitoring）

在心血管疾病中，監測病患的血液動力學（hemodyanmic moni-toring）是絕對且必要的，主要在於了解心臟血管系統內的壓力、血流及血管阻力的關係。監測數據將可以提供臨床照護之專業醫護人員為評估心臟功能之指標，包括血容量（blood volume）、心肌收縮力（myocardial contraction）與血管張力（vascular tone）等。在監測血液動力學方面，將介紹動脈壓力監測導管（arterial line）、中心靜脈壓導管（central veinous pressure line）、肺動脈導管（pulmonary artery catheter）以及主動脈內氣球幫浦（intra-aortic balloon pump）等。

(一)動脈壓力監測導管（Arterial Line）

動脈血壓（arterial blood pressure, ABP）代表血液自左心室射入主動脈，以及血液在血管內向前推擠之壓力。藉由動脈壓力監測導管（arterial line），將動脈血壓力轉送至電腦螢幕上，並以動脈壓波型呈現出來，請見圖 5-1。對於病況以及血壓不穩的病患，當精確了解動脈血壓值，可以有效確實的掌握病患生命徵象之變化。

175

動脈壓力監測導管除了可隨時監測動脈壓的變化外，還可提供心血管用藥劑量調整之參考。

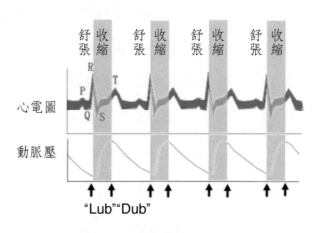

圖 5-1　動脈壓監測之原理

　　一般穿刺部位的選擇，多由末梢、遠心端開始，例如：橈動脈（radial artery）、肱動脈（brachial artery）、足背動脈（dorsal aftery of foot）、股動脈（femoral artery）等。在穿刺前必須先評估欲穿刺部位之動脈搏動情形，需注意的是由上往下而且對稱進行評估，並紀錄。除了觸診評估外，亦可用杜普樂（Doppler）來協助血流有無雜音之評估。動脈正常搏動之振幅（normal pulse amplitude）可以依照強弱程度來紀錄，如表 5-1 所示。

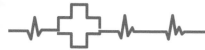

表 5-1　動脈搏動之振幅程度

紀錄標示	振幅程度	代表意義
4+	extremely full & bounding	過強的搏動
3+	full, bounding pulse	強而有力的搏動
2+	normal pulse amplitude	正常的搏動
1+	weak, thready pulse	微弱的搏動
0	absent pulse	消失或摸不到脈動

　　若穿刺部位是選擇手部動脈，則穿刺前，需進行亞倫氏試驗（Allen's test），首先，請病患緊握拳頭，讓測試者壓住其橈動脈（radial artery）以及尺動脈（ulnar artery）約 30～60 秒，繼而，請病患張開手掌，測試者放開尺動脈端，最後，觀察病患手部是否在 10 秒內恢復紅潤，若無法恢復紅潤，代表橈動脈以及尺動脈遠端的交通血流（collateral circulation）不順暢。如果須在病患原處施行第二次穿刺或檢查，則需做 Reversed Allen's test，即是以上述的方式進行，但是此次放開的是橈動脈端，若手部未在 10 秒內恢復紅潤，代表橈動脈不順暢，則不宜在原處施行第二次穿刺或檢查。

　　在動脈穿刺的準備與步驟：

　　第一、準備相關用物，包括 20 號動脈導管針（catheter）與一套壓力監測設備（pressure monitor set），設備中有加壓袋（pressure

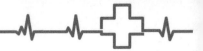

bag）、靜脈輸液導管（IV set）、連續沖洗系統（continuous flush system）、壓力感受器（transducer）、三路活塞（3-way stopcock）、加壓管（pressing tubing）、5% G/W 500ml 沖洗液（flush solution）。

第二、將用物與設備先接妥，並儘可能的排除管路內的空氣，以避免監測壓值受影響。

第三、可滴少量的蒸餾水在壓力感受器（dome）上，以增加密合度與傳導性，並將壓力感受器之頂端蓋上轉緊，且固定於點滴架上，再接上壓力測試器。

第四、加壓袋內需打足 300 mmHg 的壓力，並維持與病患的壓力差在 180 mmHg，使得管路流量維持 3 ml/hr，以保持管路之暢通。

第五、壓力感受器可架在點滴架上，並調整與病患心臟成同一水平高度，再將三路活塞的一端關閉另一端通大氣。

第六、進行動脈壓力監測導管的歸零（zeroing）與校正（cali-bration）程序。

動脈血壓的正常與異常波形及其意義，請見表 5-2 所示：

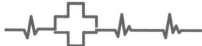
表 5-2　正常與異常動脈壓波形

波形	圖形	代表意義
動脈壓波形 （normal arterial wave）	高峰 重搏切跡	正常，主動脈瓣關閉所造成重搏切跡（dicrotic notch）
振幅過低 （under damped）		(1)血壓過低 (2)管路阻塞 (3)管路鬆脫
壓力消失 （pressure disappear）		(1)血壓過低 (2)管路阻塞 (3)管路鬆脫
振幅過高 （over damped）		管路部分阻塞
不正常過低或過高壓力 （abnormally low or high pressure）		管路部分阻塞

護理事項：

(1)需隨時觀察病患置入導管部位之肢端循環、皮膚之顏色與溫度、脈搏強弱變化等，若有局部腫脹、皮膚冰冷之局部缺血症狀、脈動減弱等，則可能為動脈栓塞、動脈痙攣、組織壞死之合併症發生，必須立即告知醫師處理。

(2)視需要更換置入導管部位之敷料，並隨時觀察該部位是否有

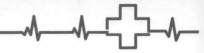

紅、腫、熱、痛等異常現象。剛置入導管之部位可能稍有滲血，故可以紗布覆蓋。爾後，待導管部位乾燥無滲液，即可使用透明膠膜（OP-site），將針頭以及皮膚接觸處完全貼住，並標明換藥日期。

(3)記錄血壓的變化，包括偵測器以及一般血壓計兩者之監測值。偵測器所測得的壓力，常比一般血壓計約高出 10～20 mmHg。

(4)每班護理人員應至少執行一次偵測器的校正程序（calibration），並以水銀血壓計測量血壓一次，以做為比較之參考值。

(5)隨時觀察動脈波型與血壓之變化。

(6)隨時觀察管路是否通暢或鬆脫。如有不順暢情形，可試用小針筒接於三路活塞處，向病人端輕輕抽吸，使其通暢，但需避免將血沖入人體內，而形成栓塞。若有下列情況時，必須擠壓沖洗裝置：

a.經導管採血後。

b.波型由強變弱時。

c.出現血液回流時。

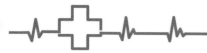

(7)保持加壓袋之壓力為 300 mmHg，如果壓力低於 300 mmHg 時，應檢視溶液袋內的液體餘量，需要時即予更新，或是檢視各接頭間密合度，有無鬆脫情形。

(8)在管路外以及 Kardex 上標示置入日期，以 7 天為更換週期，但必要時需重新放置。

(9)不可經由動脈導管給藥以免造成動脈痙攣、壞死等，但是 Heparin 例外。

(10)需避免氣泡以及血液存留於管路內，而影響數值之準確性。

㈡中心靜脈壓導管（Central Veinous Pressure Line）

中心靜脈壓導管（central veinous presure line, CVP line）可用以測量右心房壓力（atrial pressure）以及中心靜脈壓力（central venous pressure, CVP），也可作為輸液的管路。若中心靜脈壓導管連接水柱式測壓計，則可測量到中心靜脈壓力的正常值為 $4 \sim 12$ cmH$_2$O；若連接血液動力監測系統，則可測量到中心靜脈壓力的正常值為約 $1 \sim 7$ mmHg。因此，中心靜脈壓力的數據，可反應病患血液動力的狀態，以提供醫護人員輸液治療之評估指標。病患體內血容量的多寡，也會影響中心靜脈壓力。當以中心靜脈壓導管提供大量靜脈輸

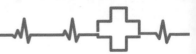
液或高濃度輸液，例如全靜脈營養療法（total parenteral nutrition,
TPN），以及特殊藥物，例如化學藥物、Dopamine等，皆可以減少
由周邊靜脈輸入而易引起的血栓性靜脈炎、周圍壞死等風險。

中心靜脈壓力值的高低，都可以判別病患體內的血容量、病
況、輸液治療等，詳細請參表 5-3 中心靜脈壓力值與其代表的意義。

表 5-3　中心靜脈壓力值與判別意義

中心靜脈壓力值	判別意義
高於正常值	・輸液過量 ・右心室心衰竭 ・肺高壓、氣胸 ・呼吸機使用呼氣末端正壓（ positive end expiratory pressure, PEEP） ・躁動不安 ・心包填塞 ・使用血管收縮劑
低於正常值	・低血容量 ・脫水 ・嚴重腹瀉 ・大出血 ・敗血症 ・使用血管擴張劑

中心靜脈壓導管所測的中心靜脈壓力，是指右心房或靠近右心

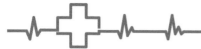

房的腔靜脈（vena cava）壓力，因此，一般穿刺部位的選擇，多為鎖骨下靜脈（subclavian vein）或是內頸靜脈（internal jugular vein），因由該處置入中心靜脈壓導管至右心房處，方能測得到較精確的中心靜脈壓力值。為避免穿刺過程中可能發生的氣胸併發症，需在穿刺結束後，進行胸部 X 光檢查，以確認導管的正確位置。

測量中心靜脈壓的方法與步驟：

第一、確認 CVP line 輸液的順暢。

第二、將病患置於平躺姿勢，並找出第 4 肋間腋中線交叉點處，做一小記號。繼而，以水平儀調整中心靜脈測壓器之零點與病患身上之記號於同一水平上。

第三、將水柱式測壓計的三路活塞先轉向輸液管與測壓器，使其相通。

第四、當測壓計之水柱升高至 20～25 公分處時，再轉動三路活塞使測壓計與病患處相通。

第五、待測壓計液面停止下降且隨呼吸起伏時，以病患呼氣末期時的液面高度之數值，為病患的中心靜脈壓力值。

第六、測壓後，再轉動三路活塞，使輸液管和病患端相通。

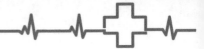
　　測量時須注意，護理人員的視線應與測壓計液面，同在一水平面上。此外，若病患有使用呼吸器，則會使中心靜脈壓力值呈現假性升高，故需在讀取液面高度之數值時，要將呼吸氣暫時移除，才能測得接近病患真正的中心靜脈壓力值。

　　護理事項：

(1)需隨時觀察病患置入CVP導管部位之皮膚顏色、溫度，有無局部發紅、感染之合併症發生。

(2)視需要更換置入導管部位之敷料，並隨時觀察該部位是否有紅、腫、熱、痛等異常現象。剛置入導管之部位可能稍有滲血，故可以紗布覆蓋。爾後，待導管部位乾燥無滲液，即可使用透明膠膜（OP-site），將針頭以及皮膚接觸處完全貼住，並標明換藥日期。

(3)若是使用連接血液動力監測系統方式來監測中心靜脈壓力，每班護理人員應至少執行一次偵測器的校正程序（calibration）。

(4)保持加壓袋之壓力為 300 mmHg，如果壓力低於 300 mmHg 時，應檢視溶液袋內的液體餘量，需要時即予更新，或是檢視各接頭間密合度，有無鬆脫情形。

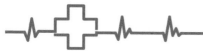

(5)如有不順暢情形，可試用小針筒接於三路活塞處，向病人端輕輕抽吸，使其通暢，但需避免將血沖入人體內，而形成栓塞。在管路外以及 Kardex 上標示置入日期，以 7 天為更換週期，但必要時需重新放置。

(6)需避免氣泡以及血液存留於水柱式測壓計或是管路內，而影響數值之準確性。

(三)肺動脈導管（Pulmonary Artery Catheter）

肺動脈導管（pulmonary artery catheter），一般也稱為 Swan-Ganz catheter，是一種侵入性的血流動力學監測系統，所測得的病患壓力數值，可作為專業醫護人員診斷、治療、護理的參考依據，還可以評估病患心肺的功能狀態。測量右心房壓（right atrium pressure, RAP）、中心靜脈壓（central vein pressure, CVP）、肺動脈壓（pulmonary artery pressure, PAP）、肺動脈楔壓（pulmonary capillary wedged pressure, PCWP），可用以評估左心室的功能；測量心輸出量（cardiac output, CO），可用以評估左心室的射出力（ejection）；測量混合靜脈血氧飽和度（oxygen saturation of mixed venous blood, $SaVO_2$），做為計算動靜脈血氧含量差異，以較精確

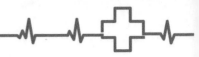
的反映心輸出量，並為診斷心肺功能之參考；監測系統性血管阻力（systemic vascular resistance, SVR），可用以提供診斷與治療之參考。利用肺動脈導管為評估左心室之原理是，中心靜脈壓（central venous pressure）約等於右心房壓、右心室平均壓（mean pressure）、肺動脈壓等，其壓力值為 7～9 mmHg，最大值應小於 12 mmHg。當肺血管、僧帽瓣以及左心室功能正常時，所測得之肺動脈壓可間接代表左心室的壓力，也相當於左心室之前負荷（preload）。右心室壓力與肺動脈壓力可以反映出心臟幫浦的功能狀態，左心室壓力與肺動脈壓力則反應出血容量的多寡。

因此，肺動脈壓導管可適用於評估病患體液平衡狀態，例如：急性心肌梗塞（acute myocardial infarction）合併血液動力學不穩定、急性或慢性腎衰竭（acute or chronic renal failure）、急性體液流失（acute dehydration）、低血液容積（hypovolemia）、敗血性休克（septic shock）、呼吸窘迫症候群（respiratory distress syndrome）、瀰漫性肺疾（diffuse lung disease）、嚴重創傷（sever trauma）；亦可提供診斷僧帽瓣回流（mitral regurgitation）、心室中膈缺損（ventricular septal defect）、右心室梗塞與心包膜填塞（cardiac tamponade）之參考；還尚能提供開心手術（open heart）治療、

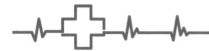

心衰竭（heart failure）治療或血管擴張劑（venodilators）使用等之指標。但是病患曾有心臟瓣膜置換（cardiac valve replacement）、心臟瓣膜心內膜炎（valvular endocarditis）、右心室腫瘤等，皆不適使用肺動脈導管。

　　請見表5-4所示，肺動脈導管在各腔室之正常數值與異常數值，以及其可判別的意義。

表 5-4　各肺動脈壓導管之壓力值與判別意義

	正常值	非正常值	判別意義
RAP	0～8 mmHg	> 9mmHg	右心衰竭、三尖僧瓣狹窄、肺高壓、心內膜炎
RVP	25～35/0～5 mmHg	> 30/5 mmHg	右心衰竭、心室中膈缺損、肺高壓、心內膜炎、體液過多
PAP	15～25/8～15 mmHg	> 30/12 mmHg	左心衰竭、僧帽瓣狹窄、心房中膈缺損或心室中膈缺損、肺動脈栓塞、肺高壓
PAWP	5～12 mmHg	> 12mmHg > 18 mmHg > 30 mmHg	左心衰竭、僧帽瓣狹窄、肺水腫、氣胸輕微肺充血 急性肺水腫

（續）

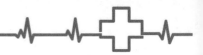

	正常值	非正常值	判別意義
CO	4～8 L/min	CO↑ PCWP↓	正常狀態
		CO↑ PCWP↑ SVR↓	體液過多
		CO↓ PCWP↓ SVR↑	體液過少
		CO↓ PCWP↑ SVR↑	心衰竭
		CO↑ PCWP↓ SVR↓	早期敗血症
		CO↓ PCWP↓ SVR↓	末期敗血症
SaVO2	60～80%	＜60%	右室功能損害、組織耗氧量增加,例如:出血、發燒、疼痛、顫抖、外傷、感染、運動、焦慮等

　　肺動脈導管之管路為聚氯乙烯材質,全長為 110 公分,可分為 4 個管腔、5 個管腔、6 個管腔等不同產品:

　　第一、遠側管腔(distal lumen),可通至導管末端之管腔。

　　第二、充氣管腔(inflation lumen),可接上壓力監測管路當氣球充氣使用,通至頂端之氣球未充氣時,可測得 PAP,而當充氣時,氣球會塞住肺動脈分枝,而測得 PAWP。

　　第三、溫度偵測管腔(thermister lumen),是利用對溫度敏感的金屬絲通至微變溫度計,可注入無菌室溫注射液(或冰水),利用溫度稀釋法(thermodilution method)在肺動脈處測得血液溫度變

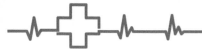
化，再利用溫差而測得 CO，以反映出左心室功能。

第四、近端管腔（proximal lumen），可測得右心房壓力以及 CO，並提供靜脈輸液之給予與抽取血液標本。

第五、此管腔增加可持續監測 $SaVO_2$ 之管腔，前端含有光纖維，藉由紅血球對光的反應，再經電腦每 5 秒計算 1 次 $SaVO_2$，而達到持續監測的目的。

第六、此管腔是目前最新發展出，增加可持續監測心輸出量（continuous cardiac output, CCO）功能，經由校正壓力監測器後便可隨時監測 CO，可免去利用溫度稀釋法可能因操作所致的數值錯誤。因此，除了第六管腔以外，最新的肺動脈導管包含有肺動脈溫度感應接頭（thermistor connector）、加熱感應線圈接頭（thermal coil connector）、血氧飽和濃度光纖接頭（$SaVO_2$ optical connector）、肺動脈氣球充氣接頭（balloon inflation）、右心室壓與輸液接頭（RV/infusion port）、壓力感應組連結中央靜脈壓接頭（pressure monitoring kit with CVP port）、壓力感應組連結肺動脈壓接頭（pressure monitoring kit with PAP port）、輸液接頭（IV port）。請參見圖 5-2，肺動脈壓導管說明圖。

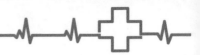

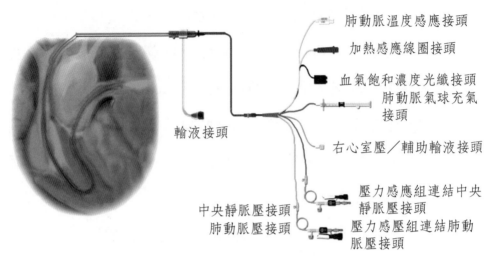

肺動脈溫度感應接頭

加熱感應線圈接頭

血氧飽和濃度光纖接頭
肺動脈氣球充氣
接頭

右心室壓／輔助輸液接頭

輸液接頭

壓力感應組連結中央
靜脈壓接頭

中央靜脈壓接頭
肺動脈壓接頭

壓力感壓組連結肺動
脈壓接頭

圖 5-2　肺動脈壓導管

　　在置入肺動脈導管前，醫護人員需向病患及其家屬解釋相關事項，並完成志願書填寫。置入肺動脈導管的準備用物有手術衣包、帽子、口罩、無菌手套，兩套壓力監測設備（pressure monitor kit）、1 支 10ml 空針用以抽局部麻醉藥物 1% Xylocaine（抽完後需更換 23 號針頭）、1 支 20ml 空針用以抽生理食鹽水、紗布等。此外，還需先行測試導管之各管腔是否都順暢，以及 balloon 是否完好無漏氣。穿刺時，護理人員需協助病患平躺、協助醫師穿著手術衣帽與手套、協助鋪設無菌區、協助醫師進行穿刺部位消毒等。局部麻醉後，開始由醫師進行肺動脈壓導管之置入過程，當導管開始

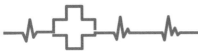

進入右心房時，按下壓力感應組之紀錄（record），爾後將氣球充氣，氣球藉由血流漂入右心房、右心室、肺動脈以及肺微血管，當出現肺動脈楔壓波形時，即表示放置部位正確。當氣球被放氣時，即會出現肺動脈波形。導管所經過的特定部位，皆須記錄其波形與數值，藉由壓力波形變化，可判別導管所經之部位與其狀態。各壓力數據以及波形，請見圖 5-3 至圖 5-7 所示。

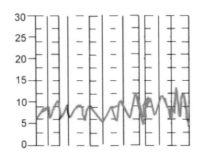

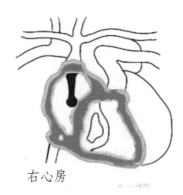

右心房

圖 5-3　肺動脈導管進入右心房之波形圖

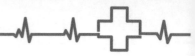

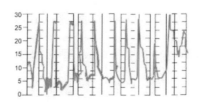

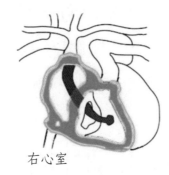

右心室

圖 5-4 肺動脈導管進入右心室之波形圖

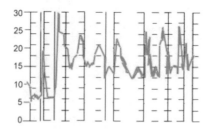

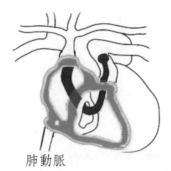

肺動脈

圖 5-5 肺動脈導管進入肺動脈之波形圖

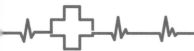
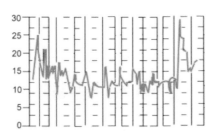

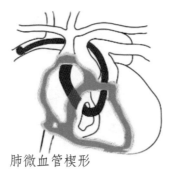

肺微血管楔形

圖 5-6　肺動脈導管進入肺微血管楔形圖

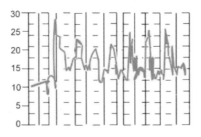

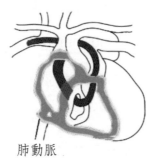

肺動脈

圖 5-7　肺動脈導管回到肺動脈之波形圖

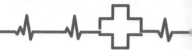
護理事項：

(1)當肺動脈導管置入過程完成後，即進行護理記錄，包括置入時間、各部位之壓力數值、放置過程、病患之反應、有無合併症發生等。

(2)依照醫囑，完成胸部 X 檢查，以確定導管留置部位是否恰當。

(3)需隨時觀察病患置入導管部位之皮膚顏色、溫度，是否有紅、腫、熱、痛等異常現象。若有，必須立即告知醫師處理。

(4)視需要更換置入導管部位之敷料，並隨時觀察該部位有無滲血，並使用透明膠膜（OP-site），將導管以及皮膚接觸處完全貼住，並標明換藥日期。

(5)每班護理人員應至少執行一次偵測器的校正程序（calibration），並紀錄各壓力數據及波形。

(6)保持加壓袋之壓力為 300 mmHg，如果壓力低於 300 mmHg 時，應檢視溶液袋內的液體餘量，需要時即予更新，或是檢視各接頭間密合度，有無鬆脫情形。

(7)所有壓力之測量應在吐氣末期測量，必要時，宜將呼吸器暫

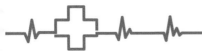

時移除。

(8)當導管漂流入置位太淺，可能會滯留於右心室中，此將會引起心室的不穩定與心律不整，需將氣球充氣，使其重新漂入肺動脈內。

(9)測量 PAWP 時，勿充氣超過 1.5 ml，以避免造成氣球與血管破裂之風險。若充氣小於 1.2 ml 就出現 PAWP 的波形或波形過高（over wedged），表示導管進入太深而且卡到小血管，如此亦會增加血管破裂之風險，應立即放氣，並通知醫師將導管緩慢拉出 1～2 cm。

(10)測量 PAWP 時，充氣時間不超過 15 秒，以避免肺動脈分支因缺血過久，而引起壞死之風險。

(11)當氣球在充氣狀態時，切勿沖洗導管。

(12)充氣管腔，不可輸注液體。

(13)當充氣沒有出現 PAWP 波而且感到阻力消失時，可能是氣球已破裂，此時不可再充氣，應盡速將充氣管腔關閉，並註明與紀錄。

(14)測量 CO 之方法，先準備 5% G/W 250 ml 置於冰桶中，以備溫度稀釋法，再視電腦設定常數完成校正程序，用 Stewart-

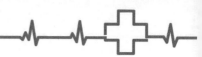

Hamilton 公式以測定，並計算 CO。測量時，由近端管腔迅速且穩定地注入 5% G/W 5 ml 共 3 次，注意持針時應避免握到針筒有含溶液處，因為手溫會影響針筒內的溶液溫度，而使測得結果產生誤差。若病患使用的是 6 個管腔的肺動脈導管，因此導管在滯留右心室處有一段加熱纖維，所以也可利用溫度稀釋法持續監測 CO。

(四)主動脈內氣球幫浦（Intra-Aortic Balloon Pump）

早在西元 1967 年，美國 Kantrowitz 醫師團隊就使用主動脈內氣球幫浦（Intra-aortic balloon pump, IABP）治療急性心肌梗塞病患，爾後，陸續發展改良至現在所使用的儀器。IABP 主要運用血流動力學原理，將氣球導管置入降胸主動脈（descending thoracic aorta），當心室收縮期時，將氣球放氣，以減少主動脈血管張力與心肌耗氧量，而使左心室不需費力就可以射出血液，達到增加心輸出量與減少心臟後負荷；當心室舒張期時，將氣球充氣，把血液壓回升主動脈（ascending aorta），增加冠狀動脈與側枝循環灌流，以改善心肌的供氧量。

因此，IABP 能減少左心室後負荷以及增加冠狀動脈灌流量。

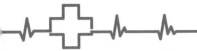

可適用於急性心肌梗塞引起之心因性休克（cardiogenic shock）、開心手術後左心室心衰竭（left ventricular heart failure）、嚴重的不穩定型心絞痛（unstable angina）、梗塞後心絞痛（post-infarction angina）、梗塞後心室中膈缺損（ventricular septal defect）或僧帽瓣回流（mitral regurgitation）、難治的心室性心搏過速（ventricular tachycardia）、敗血性休克（septic shock）等。但是病患若有主動脈瓣狹窄（aortic stenosis）、主動脈瓣回流（aortic regurgitation）、主動脈瘤（aortic aneurysm）、主動脈瓣剝離（aortic dissection）、嚴重周邊血管阻塞疾病、血液凝集問題等，應禁止使用 IABP。

一般穿刺部位的選擇，多由股動脈（femoral artery）或是肱動脈（brachial artery）插入導管，再向前推進至降主動脈（descending aorta），氣球將停置於左鎖骨下動脈（left subclavian artery）遠端與左腎動脈（left renal artery）近端之間，如圖 5-8 所示。

在置入主動脈內氣球管路前，醫護人員需向病患及其家屬解釋相關事項，並完成志願書填寫。置入導管的準備用物有手術衣包、帽子、口罩、無菌手套，一套壓力監測設備（pressure monitor kit）、1 支 10 ml 空針用以抽局部麻醉藥物 1% Xylocaine（抽完後需更換 23 號針頭）、1 支 20 ml 空針用以抽生理食鹽水、紗布等。

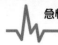

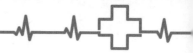

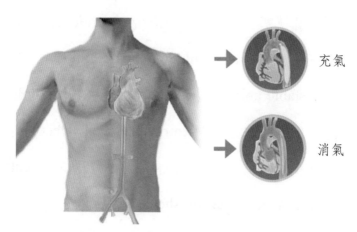

充氣

消氣

圖 5-8　主動脈內氣球幫浦示意圖

此外，還需先行測試 IABP 機器之發動系統，氦氣或二氧化碳壓力桶容量是否充足等，導管之各管腔是否都順暢，以及 balloon 是否完好無漏氣等。穿刺時，護理人員需協助病患平躺、協助醫師穿著手術衣帽與手套、協助鋪設無菌區、協助醫師進行穿刺部位消毒等。局部麻醉後，開始由醫師進行主動脈內氣球管路之置入過程，當導管固定後，將導管連接心電圖監視器、壓力監測設備以及IABP機器，接著可以啟動 IABP。

　　IABP 的啟動模式，可由心電圖啟動（EKG trigger）或動脈壓啟動（artery pressure trigger）。心電圖啟動是最常被使用之方式，但病患需要有完整的 QRS 複合波，才能正確的啟動，因其啟動的標準裝置是以第二導程（Lead II）心電圖之 R 波來引動的，氣球在

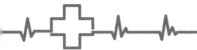

T 波最高點時充氣，在 QRS 複合波前放氣。當病患者有心律不整時，則以動脈壓啟動。

IABP 波形的評估，如圖 5-9 所示，包括：

1. A 點：為沒有 IABP 使用下的主動脈舒張末期壓力。

2. B 點：非高峰收縮壓力。

3. C 點：舒張末期高峰壓力（augmented diastolic pressure）。

4. D 點：主動脈舒張末期最低壓力（reduced aortic end diastolic pressure），也就是氣球放氣點。

5. E 點：收縮最低壓力。

6. F 點：主動脈瓣關閉所造成重搏切跡（dicrotic notch），也就是氣球充氣點。

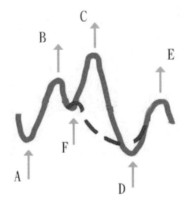

圖 5-9　主動脈內氣球幫浦正常波形

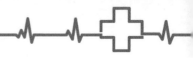

當啟動時間調整不當時，可能會發生過早充氣、過晚充氣、過早放氣、過晚放氣等情形，此時應盡速告知醫師處理，並重新調整啟動裝置，以免造成病患的心臟負荷增加。表 5-5 即整理數個不正常 IABP 波形與其可能的影響。

表 5-5　異常波形與影響說明

異常情形	波形	對生理的影響
過早充氣 （early inflation）	在 F 點前就已充氣	• 可能造成主動脈瓣提早關閉 • 可能造成 LVEDV、LVEDP、PCWP 的增加 • 增加左心室壁的壓力或後負荷 • 可能造成主動脈逆流 • 增加心肌氧氣需求量
過晚充氣 （late inflation）	在 F 點後才充氣，因此波形無「V」型樣	• 降低冠狀動脈灌注之功能

（續）

異常情形	波形	對生理的影響
過早放氣 （early deflation）	在 D 點前提早放氣	・降低冠狀動脈灌注之改善狀態 ・可能造成冠狀動脈以及頸動脈的逆流 ・無法改善後負荷 ・增加心肌氧氣的消耗量
過晚放氣 （late deflation）	在 D 點後才放氣	・增加後負荷 ・增加心肌耗氧量，因左心室射出時需對抗較高的阻力，以及收縮期的延長 ・阻礙左心室血液射出

護理事項：

(1)密切監測病患之生命徵象以及心輸出量，以作為調整 IABP 以及藥物之依據。

(2)密切監測病患每小時之尿量，應至少維持 30 ml/hr。若尿量突然減少，要判斷是否為心輸出量減少、缺血、尿管受阻、腎動脈被導管充氣時堵住等現象，應立即處理。同時注意病患的輸入與排出量是否平衡。

(3)注意病患心電圖以及IABP波形正確性及使用IABP之時間設

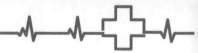

定頻率。

(4)每日依醫囑完成 X 光檢查，確認氣球頂端與末端位置正確，以及了解心肺狀態。

(5)依醫囑持續靜脈滴注 Heparin，期待病患的部分凝血酶原時間（APTT）為控制時間的 2 倍長，以防止導管周圍或周邊動脈形成血栓，但需觀察出血徵象以及預防腸胃道出血。

(6)提供病患氧氣，以增加心肌的供氧量。

(7)協助病患每 2 小時翻身，但置放導管之肢體應保持平直，床頭不能抬高超過 30 度，因提病患頭部易使導管上移而進入主動脈。雖然患肢需保持平直，但可執行腳關節活動，以減輕不適感以及末梢血栓的形成。

(8)評估以及記錄病患末稍血循是否有 6P 症狀，即是蒼白（pallor）、摸不到脈博（pulseless）、感覺異常（paresthesia）、疼痛（pain）、溫度改變（poikilothermia）以及麻痺（paralysis），尤其是檢查足背動脈（dorsal artery of foot），並比較左右動脈強弱，預防左鎖骨下動脈或腎動脈阻塞。

(9)觀察病患是否出現常見之合併症，例如，動脈破裂、動脈剝離、血栓、氣栓、栓塞、腿部缺血性壞死、置入導管肢體的

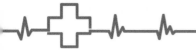

神經病變、感染等。

⑽評估病患是否出現脹氣、蠕動聲消失、排便等。若病患有嘔吐、腹脹時，需放置胃管引流，並記錄排出物之量與性質。

⑾評估病患意識狀態有無改變。

⑿評估有無氣球破裂、導管折斷等發生。

⒀鼓勵病患深呼吸、咳嗽，以預防肺部合併症，並定期評估呼吸型態、呼吸音等。

⒁提供一個安靜的環境以及集中護理，以使病患獲得充分休息。在IABP放置後家屬第一次訪視時，需提供解釋及說明，使家屬進而給予病患心理支持。當病患病情穩定後，可教導病患及其家屬執行簡單日常生活照顧。

⒂當病患的血液動力呈現穩定狀態，依照醫囑開始逐漸停用。停機步驟為緩慢減少 IABP 輔助比例，一次減少需 4～6 小時，由 1:1→1:2→1:3，每次改變後至少觀察 30 分鐘，包括心跳、血壓、心輸出量、心指數、肺微血管楔壓、尿量等，每次皆需確立病患血液動力學至少維持 30 分鐘的穩定狀態。當輔助比例往下調整至 1:3 時，導管周圍易產生血小板凝聚，而有血栓，所以在病況允許下，應儘早拔除導管。

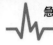
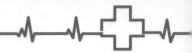
⑯拔除 IABP 導管前，需檢查病患的凝血酶原時間（PT）、部分凝血酶原時間（PTT）、血小板數值、血紅素、血容量（Hct）等，當介於正常範圍內，才可以拔除，否則易造成血流不止。

⑰消毒傷口後，拔除IABP導管，並以手掌局部加壓止血 15～30 分鐘，同時觀察病患心電圖以及生命徵象的變化。血止後，更換敷料，並用砂袋持續加壓止血 6～8 小時，需觀察鼠蹊部是否出血、水腫、血腫等，並注意末梢血循以及脈動之強弱。病患需臥床休息且保持患肢平直，直到砂袋移除。

二、心血管技術（The Cardiovascular Technology）

㈠心導管檢查（Cardiac Catheterization Examination）

心導管檢查（cardiac catheterization examination）是一種侵入性檢查，將特製無菌的導管，經由左側或右側股動脈（femoral artery）、肱動脈（brachial artery）或是橈動脈（radial artery）等部位，以穿刺或切開進入血管至心臟，以獲取心臟、心臟瓣膜、循環

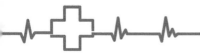

系統等結構與功能之詳細資料。一般而言，較常選擇股動脈置入心導管，因其優點是血管管徑大、可於檢查時施行右心檢查、心率調節器置放、心臟電氣生理檢查、置放較大規格之支架或導管等，且血管穿刺較為容易，也可預留 IABP 或其他需做緊急處理之空間；其缺點是易產生血管併發症，例如：假性動脈瘤（pseudo-aneurysm）、動靜脈瘻管（arteriovenous fistula）、施術部位血腫（hematoma）、無法控制的出血等，也因血管管徑大，所以施壓血管時間較長，當遇彎曲或鈣化的血管，則不易施行檢查。選擇橈動脈為心導管置入部位之優點為，出血併發症較少、施壓血管時間較短、住院天數少、施行時間短、病患舒適較好等，此部位適用於有腹部主動脈彎曲、動脈瘤（aneurysm）、主動脈剝離（aortic dissection）等病患，但也因其血管管徑小易有一些缺點，例如：無法施行右心檢查、心率調節器置放、心臟電氣生理檢查、較大規格支架或導管置放等，還易產生橈動脈痙攣（radial artery spasm）、術後橈動脈阻塞等。有主動脈端或鎖骨下動脈端病變者，便不適合採用橈動脈為心導管置入部位。

護理事項：

1. 檢查前應確認病患及其家屬對心導管檢查的了解。

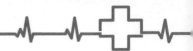

2. 檢查前應確認檢查同意書的完成。

3. 檢查前需完成工作，包括身高測量、體重測量、病史詢問、過敏史確認、血型檢查、抽血、心電圖檢查、胸部 X 光檢查、尿液檢驗、糞便檢驗等。

4. 檢查前需完成穿刺部位之血管功能檢查，若是選擇手部，則需進行亞倫氏試驗（Allen's test），以確認手部血管功能狀態。測試方法，首先，請病患緊握拳頭，讓測試者壓住其橈動脈（radial artery）以及尺動脈（ulnar artery）約 30～60 秒，繼而，請病患張開手掌，測試者放開尺動脈端，最後，觀察病患手部是否在 10 秒內恢復紅潤，若無法恢復紅潤，代表橈動脈以及尺動脈遠端的交通血流（collateral circulation）不順暢。以同樣方式再做一次，但此次放開的是橈動脈端，以測試尺動脈以及橈動脈遠端的交通血流。若是選擇鼠蹊部，需測試兩側足背動脈（dorsal artery）以及末梢溫度。將檢查結果紀錄於護理紀錄中。

5. 檢查前需完成皮膚清潔準備，清潔或是剃除穿刺部位毛髮，兩側手肘部或是鼠蹊部，以防止感染。

6. 術前協助病患練習在床上使用便盆。

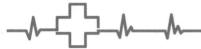

7. 檢查前需禁食 6～8 小時。

8. 檢查前移除身上飾物、假牙、眼鏡、指甲油、口紅等，更換手術衣、帽，以及維持一個通暢之靜脈管路。

9. 檢查後穿刺部位以砂袋（或止血帶）加壓傷口約 4～8 小時。穿刺部位之肢體雖不得彎曲，但需協助病患翻身與活動。砂袋（或止血帶）移除後，可採漸進式下床活動。

10. 檢查後需密切監測生命徵象，並注意施術部位是否疼痛、嚴重瘀青、滲血等現象。施術部位若為鼠蹊部，還需觀察兩側足背動脈以及末梢溫度；若為手部，需教導於 2 日內勿強烈活動手部。

11. 檢查後先喝水，若無嘔吐情形，再進食。

12. 檢查後觀察排尿情形，若 6～8 小時內無法自解，則須導尿。

13. 檢查後需觀察有無胸痛、胸悶，視情況進行抽血以及心電圖檢查。

14. 檢查後 24 小時內，盡量減少下床活動以及避免用力解便，以免傷口出血。

㈡經皮冠狀動脈形成術（Percutaneous Transluminal Cornary Angioplasty）

經皮冠狀動脈形成術（percutaneous transluminal cornary angioplasty, PTCA）又稱為經皮冠狀動脈擴張術，是一種侵入性檢查，經由左側或右側股動脈（femoral artery）或是肱動脈（brachial artery），置入一條前端附有氣球之導管，逆行至冠狀動脈分支並進入血管阻塞處，如圖 5-10，可經由導管注入顯影劑以顯像於 X 光螢幕上，如圖 5-11，再將導管前端之氣球加壓 4～6 cmH$_2$O 約 20～40 秒，以充氣氣球擴張動脈阻塞管徑，如圖 5-12，此時可重複將氣球充氣以及放氣，直到阻塞處管徑變大，使得冠狀動脈血流獲得預期性的改善效果，如圖 5-13。此法適用於嚴重心絞痛且無法以藥物改善之病者。護理事項請參照心導管檢查之相關內文。

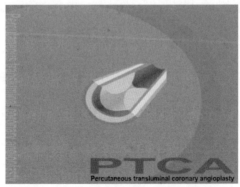

圖 5-10　導管將進入血管阻塞處

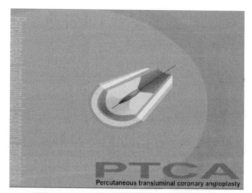

圖 5-11　　經由導管注入顯影劑

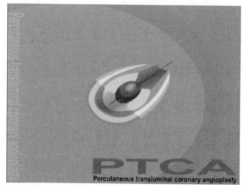

圖 5-12　　氣球充氣以擴張血管阻塞處

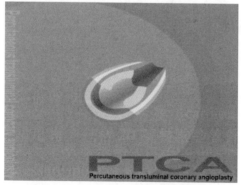

圖 5-13　　血管阻塞處管徑變大

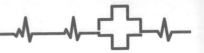

(三)冠狀動脈血管支架置放術（Stent）

　　冠狀動脈血管支架置放術（stent）被用於在冠狀動脈形成術或阻塞切除時，以保持動脈內腔的通暢。經由血管支架來防止由於動脈夾層或血管痙攣所導致的急性阻塞。冠狀動脈血管支架是一種細小的不銹鋼線圈管狀物，兩節連接，長約 1.5 公分，可植入病患血管狹窄處，如圖 5-14，使血管恢復並維持原來管徑的擴張狀態，如圖 5-15。如此可以降低血管狹窄再發生的機率，亦可以顯著增加血流通量，有效減少冠狀動脈疾病的症狀。此支架將會永久的留在患病體內，植入 1～3 個月後，血管內皮細胞會生長覆蓋其上，不再暴露於血管中。

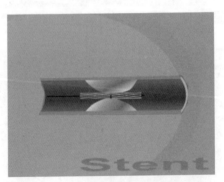

圖 5-14　植入病患血管狹窄之處

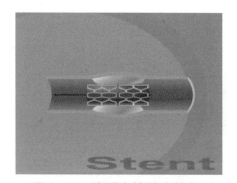

圖 5-15　擴張血管狹窄管徑

護理事項：

(1)術前應確認病患及其家屬對冠狀動脈血管支架導管的了解。

(2)術前應確認檢查同意書的完成。

(3)術前需完成工作，包括身高測量、體重測量、病史詢問、過敏史確認、血型檢查、抽血、心電圖檢查、胸部 X 光檢查、尿液檢驗、糞便檢驗等。

(4)術前協助病患練習在床上使用便盆。

(5)術前午夜開始禁食。

(6)術後通常需留院 4～7 天，第一天先住心臟內科加護病房觀察，如病情穩定，隔日即可轉入普通病房。

(7)術後需平躺 8 小時，絕對不可以下床，以免傷口出血。

(8)術後穿刺部位以 1 公斤砂袋加壓約 4 小時。穿刺部位不可彎

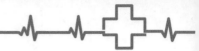

曲以避免流血或血腫，肢體亦要盡量伸直，勿彎曲。

(9)術後第一個小時內每 15 分鐘測量生命徵象，之後每隔 30 分鐘測量，至生命徵象穩定，但不可在穿刺部位測量血壓。

(10)術後觀察穿刺部位有無出血、腫脹、發炎、疼痛等現象，檢察穿刺部位肢體遠端脈搏、膚色、溫度，並與對側比較，如有脈搏微弱、皮膚蒼白、發冷、麻木感等異常現象，應立即告知醫師處理。

(11)術後如無不適症狀，先喝水，若無嘔吐情形，再進食。當患者可進食後，鼓勵多攝入液體，以促進腎臟排泄顯影劑。觀察有無顯影劑過敏現象，例如：皮膚出現疹子、噁心、嘔吐等。

(12)術後觀察排尿情形，若 6～8 小時內無法自解，則須導尿。

(13)術後需觀察有無胸痛、胸悶，視情況進行抽血以及心電圖檢查。

(14)隔日下床活動，傷口處會有時輕微疼痛但會慢慢改善。

(15)傾聽患者的感受，提供同理心、情緒支持。

(16)手術後 4 星期內，血管內皮細胞會慢慢生長蓋過支架，將支架永久的連合在血管壁，所以這期間，必須服用抗凝血藥物

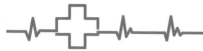

以防止血凝塊過度生長在支架內，而造成亞急性血栓引起急性冠狀動脈阻塞。亦須定期檢驗凝血功能。如服藥後有副作用，如噁心、嘔吐或出疹的情況，不可擅自停藥，而須立即通知醫生。

㈣冠狀動脈攝影（Coronary Angiography）

冠狀動脈攝影（coronary angiography）是一種侵入性診斷檢查，以獲知冠狀動脈的粥狀動脈硬化狀況，可用各種不同形式的導管，經由股動脈（femoral artery）或是肱動脈（brachial artery）置入，並藉由導引線與 X 光透視的引導來完成。若導管是從股動脈（femoral artery）進入，則需經腹主動脈（abdominal aorta）與主動脈弓（aortic arch）至主動脈根部（aortic root），若導管是從肱動脈（brachial artery）上行至主動脈根部。檢查過程中需配合 X 光不透光顯影劑的使用，以幫助置放導管前端於冠狀動脈開口處，並利用 X 光攝影獲得各種不同角度之動態影像，以期顯示粥狀硬化阻塞的病灶位置、狹窄程度、栓塞範圍以及側枝循環等，也可以測定心室壓力、心室壁局部運動以及心室功能受損程度等。檢查結果亦能促使病患接受更積極的治療，例如：內科之藥物治療、經皮冠狀動脈

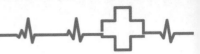

形成術、冠狀動脈血管支架置放術、外科之冠狀動脈繞道手術等，從而改善病情的發展以及預後。

因此，冠狀動脈攝影能在特定部位使用顯影劑照像，在螢幕上診斷出心臟不正常的部位構造，以達到下列目的：

1. 測量心臟各腔室及大血管內血液的含氧濃度。

2. 檢查異常的心臟結構及壓力變化、測量心輸出量。

3. 為心臟手術前的準備檢查，以確認心臟結構及其畸型，作為提供心臟外科醫師手術治療的重要參考依據。

4. 提供特殊治療，例如：氣球心房中膈造口術、心律不整治療、節律器放置、治療前後心臟功能了解、中隔缺損封閉術、開放性動脈導管阻塞術、氣球導管擴張術、肺動脈瓣狹窄擴張術等。

護理事項：

(1)檢查後鼓勵多攝取水分，以利顯影劑之排出。

(2)檢查後密切觀察有無顯影劑過敏反應，例如：全身紅腫、皮膚紅疹、發癢、喉嚨水腫、呼吸困難、血壓降低、心跳加速、暈眩。嚴重時會有腦神經麻痺或肌肉無力等，此時應盡速給予氧氣治療，並依醫囑快速給予類固醇藥物（例如：Hy-

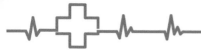

drocortisone）、抗組織胺藥物等，並補充靜脈輸液。

⑶其他注意事項，請參照本節心導管檢查之相關內文。

㈤冠狀動脈繞道手術（Cornary Artery Bypass Graft Surgery）

冠狀動脈繞道手術（cornary artery bypass graft surgery, CABG）是以人工血管或病患之大隱靜脈（greater saphenous vein）、內乳動脈（internal mammary artery）繞過阻塞之冠狀動脈端，而提供血流，如圖 5-16。冠狀動脈繞道手術的目的在增加心肌的血液循環，不切除原來狹窄的冠狀動脈，而取病患腿上的大隱靜脈或內乳動脈，一端連接主動脈，另一端則繞過阻塞的區域連接冠狀動脈。手術前應指導患者練習深呼吸與咳嗽，以及使用誘導性肺活量器以預防手術後合併症。手術前也應提供患者與其家屬的生、心理準備，例如提供衛教或諮詢的服務以及專業的支持，以澄清疑惑並減輕恐懼。

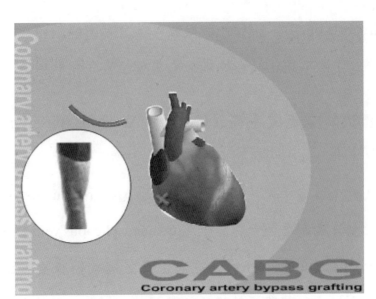

圖 5-16　冠狀動脈繞道手術示意圖

護理事項：

1. 術後需維持適當的氧氣供應以及換氣、體液電解質平衡。

2. 術後一週內胸部和腿部的縫合傷口，可能有微腫、疼痛等情形，此雖為正常現象，但必須減輕疼痛以促進心血管功能、維持正常的心輸出量及組織灌流。

3. 術後需預防出血的發生。傷口完全癒合需6～8週，而胸骨的癒合則需要 3 個月。教導病患保持傷口乾燥，當發現傷口有過度腫脹、疼痛、發紅或有紅、黃色滲液排出時，應立即返院檢查。

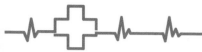

4. 術後需穿著治療性半腿彈性襪 3～6 個月，取血管的腿部在靜脈血液回流差，腳部會有腫脹、水腫的現象。穿、脫彈性襪之前、後，需先抬高下肢 15～20 分鐘，以免效果不良。

5. 服用毛地黃製劑以及β阻斷劑前應先測量脈搏，若一分鐘少於 60 次，則暫停服用，並與醫師聯絡。

6. 出院後仍須繼續練習深呼吸、咳嗽、誘導性肺活量器。

7. 從事心臟復健活動，發展活動耐力以及預防合併症。提供患者自我照護的知識，以提高健康維護的能力。

㈥心臟節律器（Pacemaker）

心臟節律器（pacemaker）是藉由機械性的節律點來傳送電衝動至心臟，以刺激心臟收縮。節律器可分成暫時性與永久性，暫時性心臟節律器（temporary pacemaker）適用於心搏過緩的心律不整，例如：2 度房室阻斷（second degree AV block）、3 度房室阻斷（third degree AV block），以及心臟手術預防措施等。永久性心臟節律器（permanent pacemaker）適用於無法以藥物控制之心律不整或是病竇症候群（sick sinus syndrome），可以隨著病患睡覺、走路、運動、活動等活動的改變，自動調整病人的心跳速度。此外，

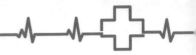

對於心搏過速的心律不整，可用心導管檢查先找到不正常傳導路徑或異常放電病灶，再用電燒方式讓病灶失去傳導功能以根治。

　　暫時性心臟節律器是通過刺激右心房、右心室，然後將電衝動傳導至左心室，使產生去極化，而引起心臟收縮以維持心輸出量。藉由兩個體表電極貼片分別貼在病患胸前、背後，如圖 5-17，或是右鎖骨下第 2～4 肋間、左腋前線第五肋間心尖處，如圖 5-18。體表電極貼片與一個外接式搏動發生器連結，以交流電驅動產生電流衝動，經由體表電極貼片之傳入而引發心室去極化產生，透過監視螢幕得到心電圖。使用時機是在緊急情況下使用，像是房室阻斷導致嚴重的心搏過緩。

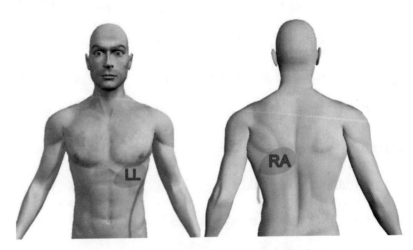

圖 5-17　體表電極貼片位置示意圖之一

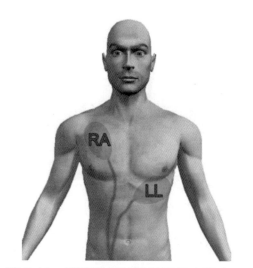

圖 5-18　體表電極貼片位置示意圖之二

　　若病患有脈搏與心跳，可選擇同步啟動節律（synchronous pac-
ing）方式，節律器可感知病患自主的心臟搏動，當其超過節律器設
定的頻率時，節律會暫停啟動，一旦病患自主心臟搏動低於節律器
所設定的頻率時，便立即產生電流將電衝動刺激心臟，引起去極
化。若病患已無脈搏與心跳或是長期心搏過緩，則使用非同步啟動
節律（asynchronous pacing）方式，按照所設定的頻率產生電流將
電衝動刺激心臟，控制心跳，在心電圖中會出現節律器心律（pacing
rhythm），有一個棒狀的棘波（spike）在 QRS 複合波之前，此就
是啟動節律之起點。如圖 5-19 所示。

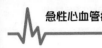

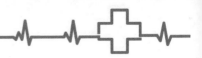

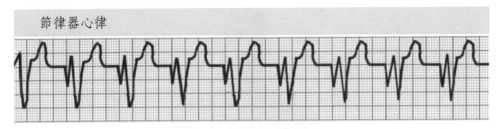

圖 5-19　節律器心律

使用暫時性心臟節律器時，應密切監測病患生命徵象之變化，為避免血壓值受影響，應以右上肢測量血壓，因血壓在高電流刺激下容易肌肉痙攣且使左側脈搏增加。此外，須評估病患的橈動脈（radial artery）或頸動脈（carotid artery）是否有搏動，以確認暫時性心臟節律器對病患是否有發揮效果。觀察病患是否有因電流刺激到橫膈，而出現打嗝現象，若有，只要將體表電極貼片位置稍作改變，即可改善。由於體表電極貼片會對皮膚造成易出汗與不適，除了維護病患皮膚乾燥與更換貼片位置，必要時依照醫囑給予止痛鎮靜藥物，減少因電流強度刺激對病患產生的不適感。

永久性心臟節律器適用房室傳導阻斷（AV block）、無症狀性之完全性房室傳導阻斷、急性心肌梗塞後引起第二度房室傳導阻斷（second degree AV block）、竇房節功能異常、擴大性心肌病變（dilated cardiomyopathy）等。藉由啟動節律的金屬導線（guide

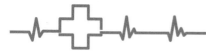
wire）一端與搏動發生器連結，一端則與心臟相連，電流衝動去刺激心肌細胞，引起去極化。目前，永久性心臟節律器的金屬導線，需在局部麻醉下，經由切開頭靜脈（cephalic vein）或經皮穿刺鎖骨下靜脈（subclavian vein）植入心臟，而該節律器體應放置於胸大肌前皮下組織之人工形成的囊袋中。如圖 5-20 所示。

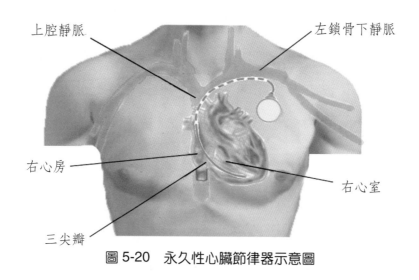

圖 5-20　永久性心臟節律器示意圖

㈦心臟整流術與去顫術（Cardioversion and Defibrillation）

1. 心臟整流術（cardioversion）

心臟整流術（cardioversion）是藉由電擊器產生之強大電流，使大面積心肌細胞同時產生去極化，而能中止了異位的節律興奮

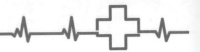

點，使竇房結（SA node）重新產生傳導，以維持正常的心臟節律。適用於心房撲動（atrial flutter, AF）、心房纖維顫動（atrial fibrillation, Af）、陣發性心房心搏過速（paroxysmal atrial tachycardia, PAT）、心室心搏過速（ventricalar tachcardia, VT）等，以穩定血液動力學。當需要心臟整流術，越早開始，越能提高治療的成功率。操作步驟如下：

(1)須先確認電擊器設定在同步（synchronizer）的位置，確認心電圖的 R 波上有標記存在，以免電擊在 T 波上而造成心肌興奮增高，反而引起心室纖維顫動（ventricalar fibrillation, VF）。

(2)將電擊板塗上導電膠或是放上沾水微濕的 4*4 紗布，以增加傳導性。

(3)選擇適當之電擊量，一般為 50～100 焦耳。

(4)按下充電鈕（charge）。

(5)將電擊板一個放在胸骨右上緣之鎖骨下，另一個置於左腋中線第 5 肋間心尖部位。

(6)放電前須確認所有電器設備離開病患身體且無人接觸病患及其病床。

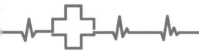

(7)大喊「離開」（clear），再按「放電鈕」（discharge button）。

(8)心臟整流術後檢查病患脈搏，並觀察其心電圖的變化。

目前治療心律不整的最新進方法是心內整流去顫器（intracardiac defibrillation, ICD），可以植入體內，以導線與心臟聯結。ICD就如同一個小型心臟電擊急救站，可以自動偵得病患心室頻脈或是心室纖維顫動的發作，再依據設定好的程式執行心臟激搏或是心臟電擊，以制止病患之心律不整，進而避免產生心因性猝死。

對於經常發作或發作時症狀厲害之心律不整病患，除了須考量長期藥物治療以防止發作外，也可採行心導管電氣燒灼術（catheter ablation）以徹底治療。所謂心導管電氣燒灼術是將導管由股動脈（femoral artery）或股靜脈（femoral vein）置入，再上行至將心臟，經精確定位後，找出不正常的傳導路徑，再將熱能經導管輸入心臟，以破壞特定組織而根治病患的心律不整。

2.心臟去顫術（defibrillation）

心臟去顫術（defibrillation）主要是提供急救治療用，適用於突發性心臟停止的病患，且應立即施行以避免造成死亡、腦部受損，以及其他不良副作用影響。在心跳停止的第一分鐘便給予去顫術，

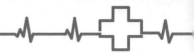

病患存活率可以高達 70～90%，若在 5 分鐘後才實施，病患存活率將降至 50%左右，若是 12 分鐘後才實施，存活率僅剩 2～5%。因此，若能有效掌握 4～6 分鐘的救命黃金時間，將使病患的存活率大大的增加。

心臟去顫術操作方式與心臟整流術大致相同，唯電擊器不需設定在同步的位置，且在將電擊板放到病患胸部時，須施以 25～30 磅的壓力，使增加電流，增加施術的成功率。此外，其他會增加電流的因素有大面積的電擊板，可以允許電極與胸壁完全接觸，導電良好之膠液或墊片，也可以用浸過食鹽水的紗布代替，但不可用酒精棉球，因會導致皮膚嚴重灼傷。心臟必須位於兩電擊板之間，並牢固地壓著電極板等。有關各種心律不整執行心臟去顫術所需之電流量，請見表 5-6。

表 5-6　心臟去顫術建議電流量

心律不整	能量（焦耳）	同步或非同步
心房撲動	25	同步
心房纖維顫動	100	同步
陣發性心房心搏過速	75	同步
心室纖維顫動	200	非同步
心室心搏過速	200	同步

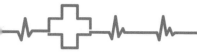

此外,當遇緊急情況卻無法取得電擊器來進行心臟去顫術時,可給予病患胸前重擊(precardial thump),這如同是一種非同步的心臟電擊,藉由施術者的強而有力的拳頭外力在胸前槌擊,使心臟產生一種小電流,而改善心律不整。但此法僅適用於在發生心室纖維顫動(ventricalar fibrillation, VF)或是摸不到脈搏的心室心搏過速(ventricalar tachcardia, VT),且須在心電圖監視系統下才能執行,否則可能會引起心室纖維顫動。

(八)心肺復甦術(Cardio Pulmonary Resuscitation)

心肺復甦術(cardio pulmonary resuscitation, CPR)的前身是於西元 1960 年,Kouwenhoven 醫師所發明的閉胸式心肺按摩術(closed chest cardiac massage),後於西元 1966 年,經美國國家科學研究院(National Academy of Sciences)之國家研究委員會(National Research Council)建議全國醫護專業人員必須學習。當人體非預期的突發性心跳驟停時,心輸出量(cardiac output)也跟著消失,繼而心臟、腦部、器官組織等都會因缺乏血液與氧氣的供應而漸趨壞死。在臨床上,可以觀察到病患的嘴唇、指甲以及臉面的膚色,會由原有粉潤色漸趨向暗紫色,而神經系統檢查也可以發現意識喪

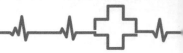

失、瞳孔擴大等。此時，若能在 4～6 分鐘內的急救黃金時間迅速救治，且確實執行心肺復甦術，將可使腦細胞不受永久損傷而能復原，若延遲 10 分鐘以上才開始執行 CPR，則腦細胞將因缺氧而導致壞死。

CPR 過程可分為三個階段，各有評估與處理要點，請見表 5-7 心肺復甦術分期，亦說明如下。

表 5-7　心肺復甦術分期

	第一期	第二期	第三期
目標	基本生命支持（basic life support, BLS）	進階生命支持（advanced cardiac life support, ACLS）	後續生命支持（life sustaining）
A	Airway 保持呼吸道暢通	Airway 建立呼吸道	Airway 維持足夠通氣
B	Breathing 檢查呼吸與供氧	Breathing 置入氣管插管	Breathing 穩定血氧濃度
C	Check 檢查是否有脈搏	Circulation 穩定心肺功能	Circulation 維持血液動力學穩定
D	DC shock 使用電擊	Diagnosis 診斷、對症治療	Drugs 使用抗心律藥物

第一期：主要是支持基本生命徵象，執行基本救命術（basic life

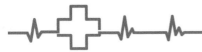

support, BLS），當確認病患無意識後，立即呼救，以請求協助。此時期需觀察與處置的重點有：

1. 保持呼吸道通暢，一般採用壓額抬頸法（head tilt-chin lift），若是病患有外傷或是疑有頸椎受傷者，則採抬下顎法（jaw thrust）。

2. 檢查是否有呼吸，觀察胸部有無起伏，並以耳朵去聽或是感覺有無呼吸聲音。

3. 檢查是否有脈搏，可直接檢查頸動脈（carotid artery）或是股動脈（femoral artery）是否有搏動現象。

4. 如果有頸動脈搏動但沒有呼吸，則以壓球（ambu bag）給予平穩呼吸 2 次；如果沒有頸動脈搏動，則開始下一步驟。

5. 以心臟電擊器之電擊板直接置於胸前，觀察心律圖為何，若是有心室纖維顫動（ventricalar fibrillation, VF）或是心室心搏過速（ventricalar tachcardia, VT），則直接開始進行電擊。以非同步的（asynchronizer）心臟去顫術（defibrillation），電擊 200 焦耳一次，若心律仍無改善則以 300 焦耳電擊第二次，若心律還是無回復，則以 360 焦耳電擊第三次。

6. 若連續電擊 3 次後心律已改變，則迅速檢查頸動脈是否有搏

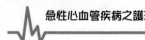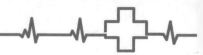

動，並測量血壓。進入第二期之處理。

7.若連續電擊 3 次後心律仍無法回復，則繼續進行心外按摩（cardiac massage），並電擊，直接從 360 焦耳開始，並配合醫囑給予急救藥物以及協助氣管插管。

8.心外按摩是將一側手掌根與另一側手交疊置於胸骨下半部，手肘打直，以 1.5～2 吋（3.8～5 公分）深度進行按壓，按壓速率為每分鐘約 100 次。依美國心臟學會（American Heart Association）最新修訂心肺復甦術強調心臟按壓，以維持心臟血液循環。按壓與通氣比率為每按壓 30 次給予連續 2 次深而緩之呼吸，以有效的增加通氣量。期間需檢查頸動脈以及血壓，如果仍無頸動脈搏動或血壓，繼續按壓至脈搏、呼吸恢復。

9.一旦心肺復甦術成功，便將病患置於左側臥頭低腳高之復甦姿勢，此可增加血液灌流量並預防病患被口水分泌物嗆到。若病患疑似有外傷或頸部受傷，則維持原來平躺姿勢即可。

第二期：主要是支持生命的進階處置，以穩定病患的心肺功能與血液動力學，為高級救命術（advanced cardiac life support, ACLS）。此時期需觀察與處置的重點有：

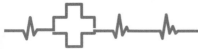

1. 建立呼吸道，放置口、鼻咽管或協助醫師執行氣管插管。選擇口咽管（oropharyngeal airway）時，是直接取管測量嘴角至耳垂之間的距離，以符合該距離為合適尺寸；選擇鼻咽管（nasopharyngeal airway）時，是取管測量鼻翼至耳垂之間的距離。氣管插管需根據性別、體型來選擇尺寸，一般而言，男性、體型高大者需選擇尺寸較大的氣管（7.5～8 Fr.），女性、體型嬌小者需選擇尺寸較小的氣管（6.5～7 Fr.）。

2. 檢查氣管插管或口鼻咽管之位置，並維持足夠的通氣。由於右支氣管管徑較左支氣管來得直且寬，因此，氣管插管很容易跑至右支氣管，若以聽診器聽診時，左側肺葉無法聽到呼吸音。也有可能因插管過深而至胃部，若以聽診器聽診時，無法聽到呼吸音，此時只要稍將氣管插管往外移即可。當從胸部 X 光片判讀氣管正確位置時，應在左、右支氣管之分歧點上 2～3 公分，約在第 3～4 肋間。

3. 建立通暢的靜脈輸液管路，依照醫囑給予抗心律不整藥物。

4. 鑑別診斷，待病患心肺功能穩定後，開始找出病因，並對症療護。

第三期：主要是支持後續生命（life sustaining），病患甦醒後

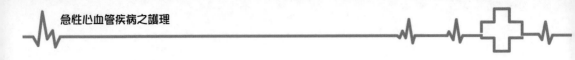

的加護護理應著重在大腦功能與血管量之恢復,並預防因急救使體內毒素增加所致血管內皮細胞的受損而造成一系列的發炎反應,可能有腦水腫(brain edema)、肺水腫(pulmonary edema)等情形,若發炎反應未能獲得控制與改善,有可能引發全身性嚴重發炎反應(systemic inflammatory response syndrome, SIRS),最終導致多重性器官衰竭(multiple organ failure, MOF)。此時期需觀察與處置的重點有:

1. 密切監測病患的生命徵象與意識狀態。

2. 維持血壓值在 90～110 mmHg,避免血壓升高而加重腦水腫以及增加顱內壓,甚至導致肺水腫的發生。

3. 監測病患的動脈血液氣體(arterial blood gas, ABG),維持酸鹼平衡,以預防顱內壓升高。ABG 正常值與其判別意義,請見表 5-8。

4. 監測病患之體溫變化,體溫升高會加速大腦代謝與腦水腫。

最後若病患只是因為異物梗塞導致短暫呼吸困難時,則應立即施行哈姆立克法(Heimlich maneuver)。若患者意識清楚,鼓勵患者用力咳嗽,將異物咳出,不要拍患者背部或加以干擾,直到異物咳出。但若異物已完全阻塞無法咳出,施術者應站到患者背後,以

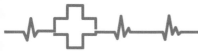

表 5-8　動脈血液氣體分析與判別

內容	正常值	判別意義
pH	7.35～7.45	血漿 pH 值的變化取決於血漿中碳酸氫根（HCO_3^-）與碳酸（H_2CO_3）的比值，正常情況下，HCO_3^-：H_2CO_3 = 20:1。過高是鹼中毒，過低則是酸中毒。
HCO_3	22～26 mEq/L	過高是鹼中毒，過低則是酸中毒。
$PaCO_2$	35～45 mmHg	評估肺部通氣量情形，數值上升代表通氣量過低，造成過多的二氧化碳（CO_2）存留體內導致高碳酸血症（hypercapnia）。
PaO_2	80～100 mmHg	評估肺部氧氣交換情形，當＜50 mmHg代表低血氧。

雙臂環抱著患者，再將右手握拳，左手抱住右手，用拳頭之大拇指側與食指側對準患者肚臍與劍突之間的腹部，快速向上方向壓擠以使橫膈膜突然向上壓迫肺部，以噴出阻塞氣管內之異物。可重覆施行數次直到異物移出。若患者已喪失意識或是孕婦，則採躺臥式哈姆立克急救法。患者平躺仰臥，施術者則雙膝跨跪在患者大腿兩側，一手掌根與另一手重疊置於肚臍與劍突之間的腹部上，十指交叉緊鎖，指尖朝向患者頭部，兩手在腹部快速向上推擠 5 次，可重覆施行數次直到異物移出。推擠時，手力不可偏右或偏左。若患者是清醒的嬰兒，將患者臉朝下倒置於施術者大腿上，以一手支托其

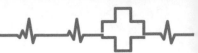

下顎、頭以及胸部，另一手的掌根在嬰兒兩個肩胛骨之間拍擊 5
次，若異物仍無法吐出，則將嬰兒仰臥，以食、中二指端在胸骨上
壓擠 5 次，反覆繼續進行直到異物被咳出。若嬰兒患者已呈昏迷，
則使嬰兒仰臥，檢查口腔是否可用手取出異物，若無法以手取出，
立刻進行上述之處理步驟。附帶一提的是，若自己就是異物梗塞患
者，於梗噎發生之初，立即用力咳嗽，若無法咳出時，自己握拳以
腹部壓迫法來壓迫腹部，或將腹部抵住椅背、桌緣、水槽邊緣等，
由橫膈膜以下部位用力向上推擠以利異物咳出。

三、心血管檢查（The Cardiovascular Examination）

(一)霍特監測器（Holter Monitor）

霍特監測器（Holter monitor）可以 24 小時連續性監測心電圖，
可以便利受檢者佩戴與攜帶的心電圖機器，又可以連續紀錄受檢者
的 24 小時心電圖變化。受檢者佩帶過後的機器內會紀錄受檢者心
跳所產生的心電圖，透過電腦監聽器做 24 小時精確性的連續記錄，

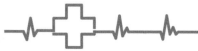

再利用電腦設備輸出資料，所以可偵測連續 24 小時內是否有心律不整或心臟缺氧等變化的發生。醫護人員也可以藉此紀錄，而得到詳盡與完整的資料，並能充分瞭解受檢者的心臟，是如何反應與適應日常生活中各種活動與狀況，進而成為診斷心臟功能的有效依據。

　　使用方法先登錄受檢者基本資料，將心電圖子機裝上電池及記憶卡，接上導線。在受檢者皮膚上用酒精棉球清潔，貼上專用心電圖貼片，並接上胸部導線；佩戴 24 小時後取下，由醫護人員進行電腦資料輸出與專業判讀。在佩戴期間須提醒受檢者身上應避免有金屬性物品，例如：手錶、皮帶扣、拉鍊、裙鉤、鈕釦等，以免干擾檢查結果。且受檢者在佩戴機器期間身體盡量保持乾爽，避免沐浴、劇烈運動、大量流汗等，以保持機器乾燥避免干擾數據資料而影響判讀。

(二)手腕式心電圖紀錄（Event Recorder）

　　有別於霍特式 24 小時連續性心電圖所做 24 小時的心律記錄，手腕式心電圖紀錄（event recorder）通常用在心律不整發作較頻繁的病患。但若病患發生心律不整的時間較不頻繁，使用手腕式心電

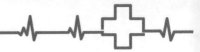

圖紀錄較合適，儀器會 24 小時裝在身上，攜帶數天，在病患發生心臟不舒服的時候，自行按下按鈕，機器會針對病患心臟疼痛或胸部疼痛的時候所出現的心律情況加以記錄。

使用方法先登錄受檢者基本資料，將受檢者上衣掀開，貼上專用心電圖貼片 4 個，並接上胸部導線。教導受檢者心電圖貼片之位置並提供受檢者 16 片電極片，以便每天更換。受檢者需隨時記錄不舒服的情況。一般佩戴時間大約 4～6 天，拆下機器前，應先確認機器螢幕上顯示 F 字樣，表示已記錄滿 6 次，若未滿 6 次，受檢者宜爬樓梯或作其他運動，待很喘時再按，直到 F 字樣出現。

(三)心電圖（Electrocardiogram）

心電圖（Electrocardiogram, ECG or EKG）是在測定心臟節律點發出的微量電流，並以圖形呈現出來。心臟的搏動是緣自心臟內部的節律點，當節律點發出輕微的電流可以刺激心臟的心房和心室，進而依序的收縮與舒張；心電圖檢查是評估判斷心臟功能最簡便而且有效的方法，大部份的心臟疾病，可以藉由心電圖檢查的結果而被診斷出來。心電圖檢查可以初步監測受檢者是否有心律不整、心臟肥大、心臟擴大等現象，也可以判斷是否心臟傳導有阻滯現象、

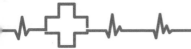

是否有心肌缺氧或缺血、是否曾經有過心肌梗塞等。有關心電圖之生理、波形傳導與意義等，請參閱本書第七章之相關內文。

從心電圖檢查所呈現的圖形，可以判斷受檢者的心臟跳動有沒有規律性，也就是有沒有心律不整疾病的可能性。心律不整主要是因心臟的傳導系統發生問題所致，由心電圖的不同形態變化，可以知道是傳導系統的哪一部位的節點出了問題。當正值急性心肌梗塞的發作時，心肌因梗塞而損傷的部份，在心電圖檢查的圖形中，會出現明顯的特定變化。即使還沒嚴重到心肌梗塞發作的程度，但因冠狀動脈狹窄所引起的心絞痛，在心電圖檢查的圖形中，有時也會出現特定的變化。因此，心電圖檢查對於心血管疾病的初步診斷判定，是一項很重要的依據。

但不可否認的，對某些心臟疾病的患者而言，其心電圖檢查的圖形可能呈現正常的圖形。因此，心電圖檢查不能夠完全取代完整的病史評估、理學檢查等，可以是提供多一項重要判斷線索，來輔助醫護人員對受檢人的心血管功能的瞭解。受檢者接受心電圖檢查時，在其胸部及手腳處皆放置誘導電極，來測得所謂的心電圖。有關心電圖之胸導程與肢導程之置放位置，請參閱本書第七章之相關內文。

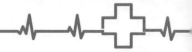

上述心電圖是屬靜態方式，尚有動態之運動心電圖（exercise EKG），又稱為運動心肺功能測試（cardiopulmonary exercise test）或是運動壓力測試（exercise stress test）。主要是用來評估心血管系統對於運動負荷量增加之反應。它可以用來確定心臟功能外，也能發現無症狀性的冠狀動脈疾病以及因運動誘發之心律不整等。在胸導程與肢導程連接上監測系統後，受檢者進行電動履跑步機（treadmill）以及循環搖動機（cycle ergometer）等試驗。醫護人員在受檢者整個檢查過程中，須在旁監測並記錄生命徵象，尤其是心跳速率之變化，並觀察受檢者是否有胸痛、暈眩、血壓低、心律失常、呼吸困難等任何不適之情形。受檢者在進行檢查前一晚應避免刺激性食物與飲料之攝取，例如辣椒、咖啡、濃茶、酒精性飲料等；在進行檢查前 2 小應禁食，以避免檢查過程之因運動影響消化而致胃部不適；此項檢查具有危險性，因此充分且適當對受檢者解釋是必要的，在進行此檢查前應先行靜態之心電圖檢查，以減少危險情況發生；且應在檢查室內備妥氧氣、心臟電擊器與急救藥物等急救設備，以因應受檢者突發狀況之緊急處理。

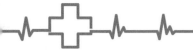

㈣ 24 小時血壓測量（24-Hour BP Holter）

24 小時血壓測量（24-hour BP holter or ambulatory blood pressure monitoring, ABPM）是以一種紀錄血壓值的專用儀器，可以連續 24 小時記錄受檢者的血壓值。然而以這種方式測量到的血壓，會比一般型單次所測得的血壓值較為低。一般而言，24 小時血壓紀錄儀器所測得的平均正常血壓值為 125/80 mmHg，日間平均正常血壓值為 135/85 mmHg，夜間平均正常血壓值為 120/75 mmHg。特別需要注意的是，夜間平均血壓值偏高者，會比其他人有較高罹患心血管疾病的風險。24 小時血壓紀錄檢測的使用適應症如下，近期被診斷的高血壓，特別是邊緣性高血壓、白袍高血壓、抗藥性高血壓、懷孕導致的高血壓、抗高血壓效果的評估、姿位性低血壓、自主神經系統的神經病等。

可從 24 小時血壓的波動曲線圖判斷結果。每個人的血壓在 24 小時內都有波動，而單次血壓的測量值並未能反映在休息、日常活動中或其他環境中的血壓值，因此 24 小時血壓測量提供了動態變化的血壓紀錄，可測得 24 小時平均血壓、日間平均血壓、夜間平均血壓、工作時間平均血壓、每小時平均血壓、最高血壓與最低血

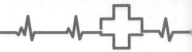

壓等等，以提供醫護人員診斷與治療之依據。注意事項需請受檢者於檢查前一天晚上先沐浴；穿著以棉質寬鬆為主，女士請勿穿著連身洋裝及胸罩、束腹；盡量請穿著短袖或薄質上衣；不須禁食。檢查中受檢者仍可照平常活動，但當天不可洗澡。

伍胸前心臟超音波（Transthoracic Echocardiography）

一般所指的心臟超音波，即是胸前心臟超音波（transthoracic echocardiography）檢查，臨床常稱做echo，在受檢者的左胸上，藉由超音波探頭來觀察心臟內部的結構。利用聲波的反射心肌和血液質量的不同來探測物體的距離及大小，直接由體外觀察記錄心臟的動態和結構，可偵測心臟的大小，瓣膜的異常，心包積水與否以及測量心臟的功能、左心室於收縮前後的大小改變等。不論是平面或是雙面的心臟超音波，都可以利用超音波工程技術的即時影像紀錄、多面影像傳輸以及造像解析度，來測量心臟腔室的大小，並監測心臟血管系統的血流方向和速度。所產生的圖像稱為 echocardiogram。

心臟超音波又分為單線的動作模式（M-mode）以及二度空間（2-dimension, 2D）的平面掃描模式，前者超音波的發射與接收是

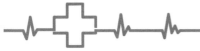

延著一條直線，提供連續的動作資料，後者則是以掃描方式發出，角度最大可達 90 度，提供二度空間的橫切面影像資料。如此可以多向度空間、動態來分析心臟的結構與功能，還可以評估心臟瓣膜結構。傳統的心臟超音波是黑白畫面，以明暗不同的影像組成，其中亮處表示為密質程度較高的組織，反之亦然。現則有利用彩色心臟超音波圖形來評估判斷，則可以更清楚的觀察到血流的流動方向，例如是否有逆流、左右分流等的異常現象。此外，杜卜勒（Doppler）超音波可以透過流體力學公式的估算結果，獲知血液在心臟各部位的流速與壓力差，以及瓣膜面積的大小。

　　胸前心臟超音波已成為心臟專科醫師診斷心臟疾病最常用的工具之一，它有以下的特色：

　　1. 受檢者不需事前護理準備工作，例如：禁食護理等。

　　2. 大多數受檢者可以獲得較高品質的心臟動態影像。

　　3. 檢查的機動性高，費時不多。

　　4. 無生理上之副作用或劑量累積的疑慮。

　　5. 孕婦以及孩童均可以較無安全顧忌的接受檢查。

　　6. 使用時，受檢者無痛感。

　　7. 使用杜卜勒影像（Doppler image）時，可提供解剖上以及血

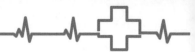

流動力學上的資料。

8.可以用於疾病的早期篩檢。

由於超音波心圖利用非侵入性動態影像技術的多面向評估心臟血管功能，除了適合評估成人心臟功能之外，同時也適合於兒童患者的心臟功能檢測。臨床上多用於以診斷和評估有：

(1)非發紺性先天性心臟病

　　a 心室中隔缺損（ventricular septal defect,VSD）

　　b 心房中隔缺損（atrial septal defect, ASD）

　　c 開放性動脈導管（patent ductus arteriosus, PDA）

　　d 肺動脈瓣狹窄（valvular pulmonary stenosis, PS）

(2)發紺性先天性心臟病

　　a 法洛氏四重畸形（tetralogy of Fallot, TOF）

　　b 大動脈轉位（transposition of great arteries, TPGA）

　　c 三尖瓣閉鎖（tricuspid atresia, TA）

㈥經食道超音波（Transesophageal Echocardiography）

經食道超音波（transesophageal echocardiography, TEE）是將超音波的探頭透過類似胃鏡般的軟管，在局部麻醉下放至食道以及胃

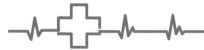

部處，從心臟的後方可以清晰看到心臟的結構與功能，從而錄取心臟的超音波影像。也因此經食道超音波可以彌補胸前心臟超音波，因肋骨以及肺臟阻隔而導致影像擷取較不清晰的缺點。過去使用的是二度空間心臟超音波影像，然因心臟是立體的臟器，二度影像無法將心臟的真正圖影表現出來，隨著電腦處理超音波影像技術的進步，現所使用的三度空間（3-dimension, 3D）心臟超音波影像便可透過更多角度，精確的測出真實的心臟解剖影像，特別是瓣膜疾病或先天心臟病，經由食道超音波檢查，可以觀察到各個不同的角度，使得病灶更為明確的被診斷、判別。

此檢查方式與胃鏡檢查方式相似，受檢者於檢查前必須先空腹6～8小時；檢查時，受檢者需要在局部麻醉下，從嘴巴將超音波的探頭伸至食道，再進行檢查；受檢者切勿有吞嚥的動作，宜讓口水自然流下即可；整個檢查所需時間約10～15分鐘。

(七)心臟核子醫學造影檢查（Nuclear Cardiography）

心臟核子醫學造影檢查（nuclear cardiography）是利用放射性同位素及其製劑在體內的分布或體內外的定量作疾病診斷、治療及研究的專門學科。在合理以及安全的放射劑量範圍內，注射極微量

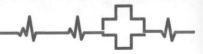
的放射性核種藥物，再配合電腦影像攝影來評估與診斷心肌缺氧或梗塞情形，並用以瞭解心血管系統的結構以及心臟收縮的功能。核子醫學造影常遠在疾病發作，且在其他檢查方法發現病徵之前就能偵測出異常。這種早期診斷的能力常使得疾病在病程快速發展前就得到治療。

放射藥物是對特種器官、骨骼或組織有特定親和力的物質。它們放出γ射線，在體外可經由特種的攝影設備：如γ攝影機或正子斷層掃瞄儀來偵測。這些攝影設備與電腦的整合運用可顯示影像，並可經計算及分析得到更多的資訊。一般而言，接受核子醫學造影檢查時，受檢者所接受的放射劑量，有時要比某些X光檢查（例如血管攝影、電腦斷層掃描等）還少。因核子醫學檢查所造成輻射傷害的機會非常低，約僅在萬分之一到十萬分之一間，但核子醫學造影檢查的藥品可能會出現蕁麻疹、搔癢、發燒、噁心、頭暈、臉部潮紅、呼吸急促、氣喘等副作用。

常見的心臟核子醫學造影檢查包括第一次穿流檢查、多閘式心室造影、鉈-201 心肌灌注掃描、鎝-99m 心肌梗塞-活性影像、同位素心功能檢查、同位素動靜脈血管攝影等，以下分別說明：

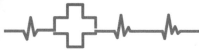

1. 第一次穿流檢查

第一次穿流檢查（first pass）是正子放射斷層攝影（positron emission tomography, PET），此為心臟核子醫學中一個重要的部分。正子放射斷層攝影可以在急、慢性的心肌缺血狀況下，擷取心肌細胞所呈現出的心肌血流灌注減少情形，以精確的診斷出是否仍有心肌細胞的存活（myocardial viability）。所謂的正子是一種帶正電荷的電子，必須由一種可以放射出正子的同位素藥物（正子藥劑）經衰變的過程而產生。正子放射斷層攝影的作法是以靜脈方式注射 10～20 mCi 的 N-13-氨，待 2～3 分鐘後進行斷層攝影。由於一些有利於攝影的因素，例如 N-13-氨的半衰期短（T1/2 ＝9.8min）、第一次穿流攝取分率高以及滯留心肌內時間長等，因此 N-13-氨已廣泛地用來為檢測休息狀態下的心肌血流量、運動狀態下的冠狀動脈疾病的可能性、藥物作用（例如：Dipyridamole）等。

2. 多閘式心室造影

多閘式心室造影（multi-gated cardiac blood pool studies）適用於第一次穿流檢查以後，它是以心臟的電子信號啟動電腦拍攝心臟的動態影像。此檢查的結果可以用於判定心動週期與心室收縮的狀

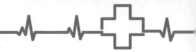

況，也可以評估左心室的搏出量與局部心肌的收縮厚度。臨床實務上，多用以評估三酸甘油酯（Nitroglycerin, NTG）的治療成效。檢查所需時間約 2～3 小時，運動前後都可以進行檢查，但此檢查不適用於孩童。

3.鉈-201 心肌灌注掃描

鉈-201（Thallium-201）心肌灌注掃描可以偵測冠狀動脈的血流量，一般是配合多次階梯攜帶式運動心電圖測試。受檢者在運動接近最大負荷量時，以靜脈方式注射鉈-201 同位素，然後立即接受照影來觀察心臟各區肌肉的灌流情形；受檢者休息 4 小時後，再進行第二次照影，藉由觀察心臟各區灌流的改變情形，較可以精準的診斷出冠心病。若患者無法進行運動心電圖測試，還可以選擇以靜脈方式注射冠狀血管擴張劑（Persantin），以達到等同於運動負荷所需的效果。

4.鎝-99m 心肌梗塞—活性影像

鎝-99m（Technetium-99, Tc -99m）心肌梗塞—活性影像檢查的發現，是因為傳統鉈-201 心肌灌流掃描的造影對冠狀動脈疾病的偽陽性診斷偏高，尤其是當受到肥胖因素以及女性乳房組織衰減的影響下，更容易造成錯誤判斷的干擾。因此，近餘年來，核醫藥物學

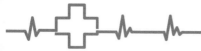

家根據臨床實務所面臨的缺點，發展出以鎝-99m（Tc-99m based）標幟灌流藥物，例如 Tc-99m Sestamibi、Tc-99m Tetrofosmin 以及 Tc-99m N-NOET 等，以期提高冠心病診斷的精確性。

5.同位素心功能檢查

同位素心功能檢查是以非侵入性的方法，利用注射 Tc-99m 以了解心臟功能的一種檢查。較適於無症狀、症狀不易察覺的冠心病檢查，或是心電圖、心臟酵素無明顯變化下的冠心病確認。受檢者在檢查前 2～3 小時，自前臂以靜脈方式注射 Tc-99m，利用放射性同位素與同位素探測器，追蹤偵測同位素被健康組織吸收的時間，並驅動 gamma 攝影機擷取心臟功能的動態影像。孕婦或哺乳者不適用於此檢查。

6.同位素動靜脈血管攝影

同位素動靜脈血管攝影是利用靜脈注射 Tc-99m，可以提供比傳統式動脈攝影更準確的血管阻塞的動態影像，以期診斷或檢查大血管的病灶。同位素動靜脈血管攝影可較無風險的用於手術後以及長期性的動脈再阻塞評估。

第六章

心血管疾病之藥物與護理
（Drugs and Nursing on the Cardiovascular Diseases）

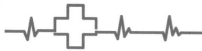

本章主要是依據心血管疾病用藥之藥理作用機轉，分別介紹抗心絞痛藥、抗心律不整藥、抗高血壓藥、抗心衰竭藥、降血脂藥、抗凝血藥、纖維蛋白溶解藥、抗血小板藥、抗休克藥以及其它相關藥物等。此外，常見之藥物、作用與相關之護理，也會陳述於本章中。

一、抗心絞痛藥（Antianginal Drugs）

(一)藥理機轉

心絞痛（angina pectoris）、心肌缺血與缺氧有關的症狀，通常是由於冠狀動脈血流無法提供心肌足夠的血氧需求所致。主要治療是以減少心臟的工作量，並增加心肌供氧量為主。因此，抗心絞痛藥（antianginal drugs）的藥理機轉是藉由降低心肌的耗氧量，來增加心肌的供血及供氧量，以恢復心肌氧的供需平衡，而發揮其抗心絞痛的作用。臨床常使用的抗心絞痛藥物可分為，有機硝酸鹽類（可減少前負荷與擴張冠狀動脈）、β-腎上腺素激性阻斷劑（可減少心跳速率與心收縮力）以及鈣離子通道阻斷劑（可減少後負荷與

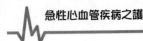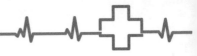

心收縮力、擴張冠狀動脈）等。

㈡常見藥物、作用與護理

1. 有機硝酸鹽類（Organic Nitrates）

有機硝酸鹽類藥物（organic nitrates）可以減少前負荷（preload）與擴張冠狀動脈（coronary artery），因其在身體內會先轉變為一氧化氮（nitric oxide, NO），會刺激血管內皮細胞的硝酸鹽類受體，以促進細胞內環鳥嘌呤核甘單磷酸鹽（Cyclic Guanosine Monophosphate, cGMP）的形成，緊接著會抑制鈣離子的進入，同時減少細胞內儲存的鈣離子釋放，並增加鈣離子的排出，而導致血管平滑肌的放鬆。因此，降低了血管阻力與血壓，再進而降低心臟的工作負荷與需氧量。

項目	內容
常見藥物	• 有機硝酸鹽類 ■Nitroglycerin (Nitrostat/NTG) ■Isosorbide mononitrate (Imdur) ■Isosorbide dinitrate (Isordil)

（續）

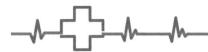

項目	內容
作用	• 減少前負荷： 藥物作用以擴張靜脈，使回心血流量減少，而減少左心室舒張期末的壓力與心肌張力，也因能減少心肌的需氧量，使有利於冠狀動脈血流在該區域的再次分布。 • 擴張冠狀動脈： 藥物作用以擴張動脈，使得缺血區域的局部血流獲得改善。
護理要項	• Nitroglycerin： 硝酸甘油酯有舌下含片、皮膚貼片、靜脈注射等，關於舌下含片之使用時機與注意事項，請參閱本書第四章第一節心絞痛處理流程之相關內文。 • 姿勢性低血壓： 由於血管擴張，病患容易因腦部血流量之不足，而有低血壓、頭暈、昏眩、頭痛、虛弱等情形。 • 預防跌倒： 需注意病患因姿勢性低血壓緣，而容易發生跌倒之意外

2. β-腎上腺素激性阻斷劑（Beta-Adrenergic Blockers）

β-腎上腺素激性阻斷劑（Beta-adrenergic blockers）主要作用是藉由阻斷β1 受體而抑制心臟的活性，因此，減少心跳速率（heart rate）與心收縮力（contractility），以減少心臟的需氧量。在人體內之β受體（beta recepters）的分布情形與作用，心臟為β1 受體，當受刺激時，心臟會增加心跳速率與心收縮能力，並能加速房室結（AV node）的傳導。支氣管與小動脈皆為β2 受體，當受刺激時，會使支

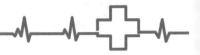
氣管與小動脈擴張。腎臟為β1 受體，當受刺激時，腎臟會釋放出腎素（renin）。代謝部分則分別為β1 受體，當受刺激時，會使游離脂肪酸增加；而β2 受體，當受刺激時，會使血糖升高。因此，透過β-腎上腺素激性阻斷劑，以競爭方式阻斷β1-以及β2-腎上腺素激性受體，也阻斷兒茶酚胺（Catecholamine）對組織的作用，以降低心跳的速率、降低房室結的傳導、減少心收縮力與心輸出量、減少腎素釋放、降低血壓等作用，來控制心絞痛。當然β-腎上腺素激性阻斷劑亦有治療原發性高血壓（primary hypertension）、心律不整（arrhythmia）等作用。

項目	內容
常見藥物	• 心臟選擇性β-腎上腺素激性阻斷劑（Cardioselective β-adrenergic blockers）： 　▪Acebutolol (Sectral) 　▪Atenolol (Tenormin) 　▪Metoprolol (Betaloc) • 非選擇性β-腎上腺素激性阻斷劑（Nonselective β-adrenergic blockers）： 　▪Nadolol (Corgard) 　▪Propranolol (Inderal) • 具交感活性β-腎上腺素激性阻斷劑（β-adrenergic blockers）： 　▪Acebutolol (Sectral)

（續）

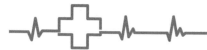

項目	內容
作用	• 心臟選擇性β-腎上腺素激性阻斷劑，主要是阻斷β1受體。 • 非選擇性β-腎上腺素激性阻斷劑，是阻斷β1以及β2受體。 • 具交感活性β-腎上腺素激性阻斷劑，除了對β受體有親和力外，尚能刺激受體，使產生的β-腎上腺素刺激效應減少。 • Acebutolol是同時兼具心臟選擇性β-腎上腺素激性阻斷劑與具交感活性β-腎上腺素激性阻斷劑之作用。 • 減少心跳速率。 • 減少心收縮力。
護理要項	• β-腎上腺素激性阻斷劑經常與有機硝酸鹽類藥物合併使用，因除了具有加成效果，並能預防有機硝酸鹽類藥物所引起之反射性心搏過速。 • 需密切觀察病患有無以下副作用發生： 血糖降低、心跳徐緩、房室結傳導阻斷、噁心、嘔吐、便秘、腹瀉、睡眠障礙等。 • 氣喘病患禁用，因將會引起氣管收縮誘而發氣喘發作。 • 房室傳導阻斷病患禁用，因有可能引發心跳停止。 • 心衰竭病患禁用，因將會加重衰竭的情形。

3.鈣離子通道阻斷劑（Calcium Channel Blockers）

鈣離子通道阻斷劑（Calcium channel blockers）主要是擴張小動脈，以減少後負荷（after-load）、擴張冠狀動脈（coronary artery），但對心臟前負荷（pre-load）的影響不大。此類藥物主要是阻斷鈣離子（Ca^{2+}）進入血管平滑肌，因而進一步阻止血管收縮，繼而擴張冠狀動脈、增加心肌氧氣供應量。心肌和傳導組織的鈣通

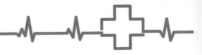

道也會受到此藥物影響，而使心收縮力（contractility）減弱。由於心臟收縮力的減弱，也相對的減少心肌的耗氧量，因此，能減輕病患心絞痛的症狀。然而因血管舒張，會導致反射性增加交感神經的衝動，而造成輕微的心搏過速，以及抵消心肌收縮力減弱作用。一般使用的時機，為病患對有機硝酸鹽類藥物無效或是耐受性差，或是不宜使用β-腎上腺素激性阻斷劑時。

項目	內容
常見藥物	・二氫比啶類（Dihydropyridine） 　■Amlodipine (Norvasc) 　■Felodipine (Fedil) 　■Isradipine (Dynacric) 　■Nifedipine (Adalat) 　■Nicardipine (Perdipine) ・Verapamil (isoptin) ・Diltiazem (Herbesser)
作用	・減少後負荷 ・減少心肌耗氧量 ・減少心收縮力 ・擴張冠狀動脈
護理要項	・Dihydropyridine 類藥物對血管擴張作用又快速又明顯，所以必須密切注意病患有無頭痛、潮紅、灼熱感、下肢水腫、低血壓等副作用的產生。 ・Nifedipine 對周邊血管平滑肌較有成效，但也會因此抵消心肌收縮力減弱的作用。

（續）

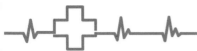

項目	內容
	· Verapamil ▪主要影響心肌以抑制竇房結，在靜態狀況下，易造成輕度心搏過慢。 ▪使用 Verapamil 必須觀察病患有無噁心、腫脹、水腫、心律不整、頭痛、疲勞，甚至心跳搏動過緩等副作用的產生。 ▪由於 Verapamil 會影響房室的傳導、血壓的變化，因此，有房室阻斷病患，應避免使用。 ▪心衰竭病患、孕婦，不宜使用 ▪忌與β-腎上腺素激性阻斷劑併用。 · Diltiazem ▪作用介於 Verapamil 與 Nifedipine 之間。 ▪使用Diltiazem 必須觀察病患有無腸胃不適症狀，例如：噁心、嘔吐、便秘等，有無暈眩、頭痛、皮膚紅疹、手指腫脹、疲勞、低血壓，甚至心跳搏動過緩等副作用的產生。 ▪有竇房結病變、中至重度房室結阻斷、嚴重心跳徐緩的病患，應避免使用。

二、抗心律不整藥（Antiarrhythmic Drugs）

㈠藥理機轉

心臟傳導的順序為，竇房結（SA node）→心房（atrium）→房室結（AV node）→希氏束（His bundle）→蒲金氏纖維（Purkinje

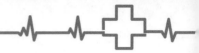

fibers）→心室（ventricle）。在上述任何環節有不正常脈衝或傳導功能不全時，都會導致不正常的心臟節律。心律不整（arrhythmia）通常是因傳導系統發生異常所引起心臟的速率或是節律改變，因此，在治療時，藥物機制便是減少異位傳導去極化的速率與修正導致迴旋路徑的傳導障礙。此類藥物都是用來調節心跳速率，無論是心搏過速或心搏過慢，都能使心跳次數恢復到正常範圍，但所有抗心律不整的藥物皆有可能引起心律不整。心律不整可能發生於健康的心臟，但嚴重的心律不整多與心臟疾病有關。

(二)常見藥物、作用與護理

西元 1970 年，Singh 和 Vaughan Williams 按照藥物本身之作用機轉，提出 Vaughan Williams 分類系統（Vaughan Williams classification system），其中分為五類，說明如下：

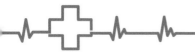

分類	作用	常見藥物
第一類	鈉離子通道阻斷劑	
IA 類		Quinidine、Procainamide、Disopyramide
IB 類		Lidocaine、Mexiletine、Phenytoin、Tocainide
IC 類		Encainide、Flecainide、Moricizine、Propafenone
第二類	β-腎上腺素激性阻斷劑	Propanolol、Metoprolol、Nadolol
第三類	鉀離子通道阻斷劑	Amiodarone、Bretylium、Sotalol
第四類	鈣離子通道阻斷劑	Verapamil、Diltiazem、Bepridil
其它	細胞膜作用劑	Adenosine、Digoxin、Magnesium

　　以下將依照該分類系統，針對抗心律不整藥之常見藥物、作用與護理等，分別說明。

1. 第一類藥物（Class I drugs）

　　第一類抗心律不整藥為鈉離子通道阻斷劑，依據藥物與鈉離子通道結合的能力，以及解離速率之快慢，又可分為三小類，即是 IA、IB、IC。IB 類藥物與鈉管道結合與解離的速率與正常心跳最類似，IC 類藥物最慢，會抑制正常的心跳速率，IA 類藥物介於 IB 及 IC 之間。

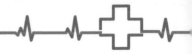

項目	內容
常見藥物	• 第一類藥物（Class I drugs）之 IA 類： 　▪Quinidine (Quinidine) 　▪Procainamide (Procainamide) 　▪Disopyramide (Rythmodan)
作用	• 主要降低心肌細胞對鈉離子的通透性 • 使心肌第 0 期動作電位的上升速度以及幅度降低，而減慢傳導。 • 使心房、蒲金氏纖維以及心肌細胞產生去極化的速率減少，再極化的時間增加，傳導速度減慢，有效不反應期延長。 • 延長去極化，使 QRS 間段以及 QT 間段都延長。
護理要項	• Quinidine 　▪適用於各種過早搏動、心動過速（tachycardia）、心房顫動（Af）、心房撲動（AF）。 　▪療效顯著，但安全範圍小，且主要是發生昏厥，因室速或室顫所致，多數學者認為此發生應與劑量無關，因為小劑量亦可發生，而可能是與低鉀、心功能不佳、藥物敏感等因素有關。 　▪有 30～50% 病患會有腸胃道不適症狀：腹瀉、噁心、嘔吐 　▪高劑量的使用會引起金雞鈉中毒（Cinchonism）症狀：噁心、嘔吐、腹瀉，以及嚴重中樞神經系統反應之耳鳴、頭痛、聽覺與視覺模糊、眩暈等。 　▪因有（腎上腺素性受體拮抗作用，而使血管擴張，故也會導致低血壓。 　▪若病患有使用 Digoxin，將使該藥物血清濃度升高，容易出現中毒情形。 • Procainamide 　▪適用於心室性心律不整，尤其是難治性心室心搏過速（VT）。 　▪因有血管擴張作用，故也易導致低血壓。 　▪長期使用會導致一些病患有似狼瘡性肋膜炎症狀（lupus-like syndrome）。

（續）

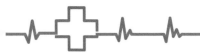

項目	內容
	▪少數病患也會發生關節痛、關節炎、肋膜炎、心包膜炎、中膈腔肺部疾病（parenchymal pulmonary disease）。 ▪有 10% 的病患會有腸胃道不適症狀。 ▪中樞神經系統反應：眼花、憂鬱、幻覺。 ▪高敏感反應（Hypersensitivity reactions）：發燒、顆粒性白血球缺乏症、雷諾氏綜合症（Raynaud's syndrome）、肌肉風濕痛、皮膚紅疹、血管炎等。 ▪毛地黃中毒、重症肌無力以及 QT 延長病患，應避免使用。 · Disopyramide ▪作用類似 Quinidine，適用於心室性與心室上性心律不整。 ▪常見的副作用是排尿困難、口乾、視力模糊等。 ▪有心衰竭、青光眼、尿滯留、傳導阻滯，病竇綜合症等病患，應避免或慎用使用。 ▪孕婦亦不宜使用。

項目	內容
常見藥物	· 第一類藥物（Class I drugs）之 IB 類： ▪Lidocaine（Xylocaine） ▪Mexiletine（Mexitil） ▪Phenytoin（Dilantin） ▪Tocainide（Tonocard）
作用	· 縮短去極化，使 QT 間段縮短，但 QRS 複合波不會受到影響。 · 主要用於急性心室心律不整。
護理要項	· Lidocaine ▪主要是阻斷不活化狀態的鈉離子管道。適用於急性心肌梗塞、毛地黃中毒、手術引起的心室心搏過速（VT）、心室顫動（VF）。

（續）

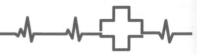
項目	內容
	▪ 目前治療心律不整藥物中，毒性最低，副作用小，不影響正常的心跳。 ▪ 靜脈給藥。 ▪ 中樞神經系統壓抑症狀：嗜睡、紊亂、言詞含糊、呼吸抑制、噁心、嘔吐、不安。 ▪ 中樞神經系統刺激作用：耳鳴、肌肉顫動、肌肉抽筋、抽搐、眩暈、精神病。 ▪ 應密切觀察病患有無休克、心搏過緩、血壓降低等情形。 ▪ 有心衰竭、肝功能損害以及老年者，應酌情減量使用。 ▪ 有房室阻斷的病患，應避免使用。 · Mexiletine、Tocainide ▪ 作用與 Lidocaine 類似，但可以口服給藥。 ▪ 適用於心室早發性收縮（VPCs）與心室心搏過速（VT）。 ▪ 副作用較輕。 ▪ 有腸胃道不適症狀：噁心、嘔吐。 ▪ 有中樞神經系統症狀：頭暈、紊亂、肌肉顫動、運動失調、視力模糊。 ▪ 血液反應：使用 Tocainide 有 0.2%機率會產生顆粒性白血球缺乏症、骨髓抑制、血小板減少症，甚至引起死亡。 ▪ 與 Quinidine 合併使用，可以減少副作用。

項目	內容
常見藥物	· 第一類藥物（Class I drugs）之 IC 類： ▪ Encainide (Enkacid) ▪ Flecainide (Tambocor) ▪ Moricizine (Moricizine) ▪ Propafenone (Rytmonorm)

（續）

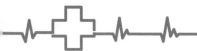

項目	內容
作用	・作用於去極化，使QRS複合波延長，但QT間段不會受到影響。
護理要項	・ **Flecainide** ▪能明顯的抑制心肌的傳導，尤其是心室早發性收縮（VPCs），但因安全性存疑，較適用於預防威脅生命的心室心律不整發作。 ▪有 10～15% 的病患會有中樞神經系統症狀：口乾、頭暈、肌肉顫動、紊亂、頭痛、視覺模糊。 ▪腸胃道不適症狀：腹痛、腹脹、噁心、嘔吐。 ▪會加重有左房室功能不良患者的心衰竭，宜謹慎使用。

2. 第二類藥物（Class II drugs）

第二類抗心律不整藥為β-腎上腺素激性阻斷劑，主要是阻斷或減弱交感神經對心肌的興奮作用，適用於頑固性竇性心搏過速（sinus tachycardia）、陣發性心室上心搏過速（paroxysmal superaventricalar tachcardia, PSVT）、心動過速（tachycardia）。對運動或興奮時，使心率增快時發生的心室早發性收縮（ventricular premature contractions, VPCs）或心室心搏過速（ventricalar tachcardia, VT），也可能有效。主要副作用有竇性心搏過緩（sinus bradycardia）、房室傳導阻滯（AV block）、心衰竭（heart failure）加重等。有心衰竭、房室傳導阻滯、休克、哮喘等患者，應避免使用。請參閱本章第一節，抗心絞痛藥之β-腎上腺素激性阻斷劑之相關內文。

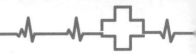

3.第三類藥物（Class III drugs）

第三類抗心律不整藥為鉀離子通道阻斷劑，適用於對心室上性以及心室性的心律不整，但其毒性明顯，故目前多是於其他藥物無效後，才使用者，藥物作用奏效後，逐漸減量。副作用與劑量有關，常見的副作用為角膜色素沈著、竇性心搏過緩（sinus bradycardia）、房室傳導阻滯（AV block）。

項目	內容
常見藥物	• 第三類藥物（Class III drugs） 　■Amiodarone (Cordarone)
作用	• 經由阻斷鉀離子通道，延長心肌不反應期，使活化動作電位的第三期，有效興奮期增長，穩定心肌。使 QT 間段延長，但 QRS 間段不會受到影響。 • 具有兩個碘原子而且與甲狀腺素結構相關。 • 具有高度親脂性，積極地結合在多脂肪的組織，導致有極大的分布體積，以及 16～180 天的排除半衰期，故可能在器官引起嚴重的不良反應。
護理要項	• 中樞神經系統不良反應：厭食、顫抖、運動不能、疲倦、頭痛、睡眠障礙、週邊神經炎。 • 心臟系統不良反應：心律不整、心跳遲緩、低血壓、心衰竭。 • 肺臟系統不良反應：肺炎、肺部浸潤、肺部纖維化。 • 肝臟系統不良反應：肝毒性、AST，ALT 上升。 • 胃腸道系統不良反應：噁心、嘔吐、便秘。

（續）

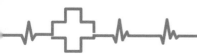

項目	內容
	・其他不良反應：甲狀腺功能低下或亢進、對光過敏反應、關節痛、皮膚色素沈澱、發汗、落髮、瞬間臉紅、角膜黃色微粒沉澱等，停藥便能獲得改善。 ・病患有以下情形時宜禁用：QT延長、自發性或繼發性傳導不全、心搏過緩、對碘有過敏反應、甲狀腺功能異常、嚴重性動脈低血壓。

4.第四類藥物（Class IV drugs）

第四類藥物抗心律不整藥為鈣離子通道阻斷劑，主要是抑制心肌細胞鈣離子通道，阻止鈣離子流入，增加房室節不反應期，對心室上心律不整的患者，效果明顯。其副作用會引起嚴重的心跳過慢低血壓、心收縮力降低等。心臟功能不佳的病患，宜禁止使用。請參閱本章第一節，抗心絞痛藥之鈣離子通道阻斷劑之相關內文。

5.其它藥物（Miscellaneous drugs）

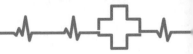
項目	內容
常見藥物	・其它藥物（Miscellaneous drugs） 　▪Digoxin (Lanoxin) 　▪Adenosine (Adenocor) 　▪Magnesium Sulfate (MgSO₄)
作用	・Digoxin 　▪經由間接作用於迷走神經，與直接阻斷於寶房結及房室結傳導，以減緩心跳，增加心臟收縮力。 ・Adenosine 　▪打開鉀子通道，增加鉀離子的外流及抑制鈣離子的內流，進而抑制寶房結及房室結的傳導，中斷迴路型之陣發性心室上心搏過速（PSVT）。 　▪具有冠狀動脈擴張作用，並可以矯正心肌代謝異常，增加心肌血流。 　▪因半衰期極短，而限制其臨床之應用。 ・Magnesium Sulfate 　▪鎂在組織細胞液內為含量次多之陽離子，為體內酵素反應之重要促進因子。 　▪缺乏時，會引起身體構造上以及功能上之障礙。
護理要項	・使用 Digoxin 病患，由於其在血清中作用濃度與中毒濃度非常接近，因此，應密切注意有無早期中毒症狀： 　▪心跳速率、傳導、節律等方面障礙。 　▪中樞神經系統障礙。 　▪胃腸系統障礙而產生厭食、噁心、嘔吐等。 　▪少數病患可能發生精神紊亂、定向力缺失、失語症、視覺障礙。 　▪少數病患可能會發生敏感性皮膚反應，例如：搔癢、蕁麻疹、斑狀皮疹等。 ・2 度房室阻斷之病患以及心搏過緩者應禁用 Digoxin。 ・使用 Adenosine 病患，應密切注意有無短暫性胸悶、胸痛、臉潮紅等副作用的產生。

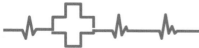

三、抗高血壓藥（Antihypertensive Drugs）

㈠藥理機轉

　　高血壓分為兩類型，第一型是原發性高血壓（primary hyperten-sion），有 90～95%高血壓患者是屬於此類型。主要動脈血壓升高，雖病因尚未明，但與某因素有一定的關聯性，例如：遺傳、抽菸、肥胖、從事腦力工作、工作狀態緊張、高鹽飲食、高脂飲食、高膽固醇飲食等。第二型是續發性高血壓（secondary hyperten-sion），主要是因其它症狀、疾病所引起的血壓上升。抗高血壓藥（antihypertensive drugs）主要是藉由減少周邊血管阻力、降低心輸出量，而達到降低血壓的目的。常用的抗高血壓藥物依照藥物機轉可分成，減少周邊血管阻力之利尿劑與鈣離子通道阻斷劑，降低心輸出量之β-腎上腺素激性阻斷劑與血管擴張劑，以及降低交感神經活性之中樞交感神經抑制劑。

　　高血壓的預防與治療除了生活方式的調適外，血壓超過140/90mmHg 時，尚需考慮藥物的治療。在西元 1977 年，美國全國聯合委員會的第 1 版高血壓預防、檢查、評估以及治療指引（The

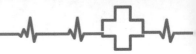

First Report of the Joint National Committee on Prevention, Detection, Evaluation, and Treatment of High Blood Pressure, JNC I）提出了高血壓治療臨床指導，其建議簡述如表 6-1。

表 6-1　高血壓治療指引

治療指引	內容
第 0 步	非藥物介入，以控制危險因子為要，例如：維持理想體重、減少酒精攝取、規律運動、避免攝取過量的鈉鹽等。
第 1 步	使用利尿劑為第一線用藥，或是使用β-腎上腺素激性阻斷劑、鈣離子通道阻斷劑、ACE 抑制劑。
第 2 步	增加第一線用藥的劑量，或是增加不同作用分類之用藥。
第 3 步	增加第二線藥物的使用，或血管擴張劑的使用。
第 4 步	增加第三線藥物的使用，或是嘗試其他新療法。

(二)常見藥物、作用與護理

1. 利尿劑（Diuretics）

利尿劑（Diuretics）是最早被普遍使用來治療高血壓的藥物之一，且為第一線治療高血壓的用藥。利尿劑的作用是減少體液，使靜脈回流以及心輸出量降低，而使血壓下降。當心輸出量逐漸恢復正常後，藥物降血壓的作用仍然維持。這是由於周邊血管阻力降低的結果。

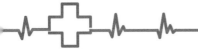

項目	內容
常見藥物	• 利尿劑（diuretics） 　▪Chlorthalidone (Tenoret) 　▪Furosemide (Lasix) 　▪Metolazone (Mykrox)
作用	• 抑制鈉離子、氯離子以及水分的再吸收，使得血漿以及細胞外液容積的減少，並使得心輸出量下降。長期使用後，血液容積會恢復正常，但周邊血管阻力仍減少。 • 擴張小動脈，使得血管擴張，而減少周邊血管阻力。
護理要項	• 需密切觀察病患有無低血鉀症（hypokalemia），當血鉀濃度<3.5mEq/L 時容易有： 　▪噁心、嘔吐、腸蠕動變慢、便秘。 　▪嗜睡、全身無力。 　▪姿勢性低血壓、脈搏微弱、心搏過緩。 • 鼓勵病患多攝取含鉀的食物，例如：香蕉、橘子、柳橙等。 • 需密切監測血鉀濃度。 • 需密切監測每日輸入量與排出量。

2.鈣離子通道阻斷劑（Calcium Channel Blockers）

請參閱本章第一節之抗心絞痛之鈣離子通道阻斷劑之相關內文。

3.β-腎上腺素激性阻斷劑（Beta-Adrenergic Blockers）

請參閱本章第一節之抗心絞痛之β-腎上腺素激性阻斷劑之相關內文。

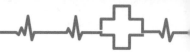
4.血管擴張劑（Venodilators）

項目	內容
常見藥物	・血管擴張劑（Venodilators） 　■Guanethidine (Ismelin) 　■Reserpine (Serpasil)
作用	・阻斷由動作電位引發釋放所儲存的正腎上腺素過程，使得靜脈中的正腎上腺素分泌降低，因而減少靜脈回流，繼而減少心輸出量。 ・減少小動脈的交感刺激，降低周邊血管阻力。 ・擴張靜脈，使得靜脈回流減少、心輸出量減少。
護理要項	・需密切注意病患有無姿勢性低血壓。 ・病患可能會有虛弱、體液滯留、腹瀉等情形。 ・心肌功能受損者，應謹慎使用，因容易產生心衰竭。

項目	內容
常見藥物	・血管擴張劑（Venodilators） 　■Hydralazine (Apresloine)
作用	・可活化鳥嘌呤核甘酸環化酶（Guanylate Cyclase, GC），使得鳥嘌呤核甘三磷酸鹽（Guanosine Triphosphate, GTP）轉化成環鳥嘌呤核甘單磷酸鹽（Cyclic Guanosine Monophosphate, cGMP）的量增加，因而擴張小動脈的平滑肌，使得血管擴張。 ・減少周邊血管阻力，使得心跳速率與心縮力增加。
護理要項	・密切觀察病患心跳速率，因為會發生反射性心搏過速。 ・常合併β-腎上腺素激性阻斷劑共同使用，可避免心搏過速。 ・常合併利尿劑共同使用，可增加鈉與水分的排出。 ・高劑量可能會出現似狼瘡性肋膜炎症狀（lupus-like syndrome）、關節痛、關節炎、肋膜炎、心包膜炎。 ・有冠狀動脈疾病、僧帽瓣風濕性心臟病、主動脈瘤等病患，應禁止使用。

（續）

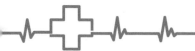

項目	內容
常見藥物	・血管擴張劑（Venodilators） 　■Diazoxide (Deazoxide) 　■Nitroprusside (Nipride)
作用	・ Diazoxide 可擴張小動脈 ・ Nitroprusside 可在身體內轉變成一氧化氮（nitric oxide, NO），而對動脈以及靜脈平滑肌皆有放鬆作用。
護理要項	・ Nitroprusside 代謝非常迅速，需要持續的以靜脈注射給藥。 ・ Nitroprusside 會在水溶液中，尤其暴露於光線中，會水解而產生氰離子（cyanide, CN），因此，靜脈注射溶液必須使用時才配製，並且要避免光線照射。

項目	內容
常見藥物	・血管收縮素轉換酶抑制劑（Angiotensin-Converting Enzyme In-hibitors） 　■Captopril (Capoten) 　■Enalapril (Renitec)
作用	・抑制血管收縮素 II（Angiotensin）的形成，以減少周邊血管阻力。 ・使血中 bradykinin 的代謝減少，而增加存留量，此可使得血管擴張，進而降低血壓。
護理要項	・需密切注意病患有無低血壓的發生，尤其容易發生在第一次投藥後的 3 小時內。 ・需密切注意病患有無姿勢性低血壓。 ・需密切監測病患的血壓值變化。 ・可能誘發咳嗽，因體內 bradykinin 量增加所致。

（續）

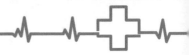
項目	內容
	• 需密切觀察病患有無高血鉀症（hyperkalemia），當血鉀濃度＞5.5mEq/L 時容易有心律不整。 • 需密切監測病患的血鉀值。 • 有慢性衰竭的病患，須謹慎使用，在服用後，每星期追蹤血鉀濃度與肌酸酐（Creatinine）濃度，預防腎衰竭的加重。 • 有嚴重雙側腎動脈狹窄的病患，會引起可逆的急性腎衰竭。

項目	內容
常見藥物	• 血管收縮素 II 受體的拮抗劑（Angiotensin II Receptor Antagonists） 　▪Irbesartan (Aprovel) 　▪Losartan (Cozaar) 　▪Valsartan (Diovan)
作用	• 在腎素—血管收縮素—留鹽激素系統（rennin-angiotension-aldosterone system）中，血管收縮素 II（Angiotensin II）之 AT1 受體有促進血管收縮、促進兒茶酚胺（catecholamine）、留鹽激素（aldosterone）的分泌以及細胞的增生的作用。 • 藉由拮抗 AT1 受體作用，而達到擴張血管作用。
護理要項	• 血管收縮素 II 受體的拮抗劑不會影響 bradykinin 的量，所以不會有咳嗽的副作用，可與 ACE inhibitor 交互作用。 • 注意病患有無暈眩、虛弱、疲勞等現象。

項目	內容
常見藥物	• α1-腎上腺素激性阻斷劑（Alpha$_1$-adrenergic Blockers） 　▪Doxazosin (Doxaben) 　▪Prazosin (Minipress) 　▪Terazosin (Hytrin)

（續）

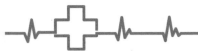

項目	內容
作用	・選擇性阻斷α_1-受體，能擴張小動脈與靜脈，以減少周邊血管阻力，靜脈回流減少。
護理要項	・密切觀察病患心跳速率，因為會發生反射性心搏過速。 ・密切觀察病患有無姿勢性低血壓。 ・注意病患有無以下情形： 　■鼻塞 　■腸蠕動變快 　■體液滯留 　■虛弱 　■暈眩 　■頭痛 　■嗜睡

項目	內容
常見藥物	*1.* $\alpha 1$ 與 β 受體阻斷劑（Alpha1 and Beta Receptor Blockers） 　■Labetalol
作用	・由於$\alpha 1$ 受體阻斷劑直接作用在血管，可以減少周邊血管阻力。 ・由於β受體阻斷劑的作用，可以減少心跳速率。
護理要項	・密切觀察病患有無$\alpha 1$-受體阻斷時，所引起之姿勢性低血壓、腸胃緊張、疲倦、頭皮刺痛等。 ・密切觀察病患有無β-受體阻斷時，所引起之支氣管痙攣、心衰竭等。

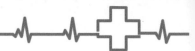
5.中樞交感神經抑制劑（Central Sympathetic Inhibitors）

項目	內容
常見藥物	・中樞交感神經抑制劑（Central Sympathetic Inhibitors） 　■Clonidine (Catapress) 　■α-Methyldopa (α-Methyldopa)
作用	・Clonidine 　■選擇性α_2部份作用、活化血管運動中樞的α_2-受體，進而抑制周邊交感神經的活性，減少腎素（rennin）釋放，使得小動脈擴張，降低血壓。 　■亦使靜脈擴張，靜脈回流減少，而使得心跳速率減少，繼而減少心輸出量，而降低血壓。 ・α-Methyldopa 　■迅速進入腦中，在正腎上腺素激性神經內，轉變為（α-methyl norepinephrine，活化腦部的α-受體，使得交感神經活性降低，而減少周邊血管阻力，進而降低血壓。
護理要項	・使用α-Methyldopa 病患最常見有鎮靜副作用，其它則有暈眩、頭痛、姿勢性低血壓、心搏過緩、水腫、噁心、嘔吐等。 ・使用 Clonidine 病患最常見有口乾、鎮靜、水腫、體重增加、暈眩等副作用。 ・使用 Clonidine 病患突然停藥，會造成反彈性高血壓，有神經緊張、心跳過速、頭痛、流汗等症狀出現。只要再投與該藥，即可解除症狀。

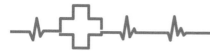

四、抗心衰竭藥（Drugs for Heart Failure）

㈠藥理機轉

心衰竭（heart failure）主要是收縮力減弱，但也可見於舒張功能障礙，包括左、右心室衰竭。左心室衰竭主要是肺靜脈回流受阻而引起肺水腫（pulmonary edema）以及肺鬱血（pulmonary congestion），右心室衰竭主要為靜脈回流受阻而引起臟器積血以及缺氧。抗心衰竭藥主要是藉由減少前負荷（pre-load）、降低後負荷（after-load）與增加心肌收縮力（contractility）等三方面來治療，以提高心輸出量（cardiac output）。減少前負荷的藥物有利尿劑以及血管擴張劑，降低後負荷的藥物有血管收縮素轉換酶抑制劑，增加心肌收縮力的藥物則有強心配醣體（Cardiac Glycosides），也就是熟悉的毛地黃（Digitalis）。

㈡常見藥物、作用與護理

1. 利尿劑（Diuretics）

利尿劑（Diuretics）在治療心衰竭的作用是藉由血容量的減

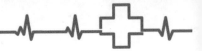

少，以降低心舒張末期壓力（end-diastolic pressure, EDP），進而能降低肺水腫與鬱血的情形。利尿劑是心衰竭病患的第一線用藥，對於較嚴重的心衰竭病患，則須合併使用血管擴張劑或毛地黃藥物。由於鈉、氯以及水分會被大量排出體外，因此，護理時，須特別留意病患每日之輸入量與輸出量，也需密切監測中心靜脈壓（CVP）值。副作用有低血鉀、低血鈉、低血鎂（低血鎂會加重毛地黃藥物毒性）、高血鈣等。請參閱本章第三節之抗高血壓藥之利尿劑相關內文。

2.血管擴張劑（Venodilators）

血管擴張劑（Venodilatros）在治療心衰竭的作用是藉由擴張靜脈來降低前負荷，以及擴張小動脈來降低後負荷，因此，在護理時，需密切觀察病患有無頭痛、低血壓的副作用出現。請參閱本章第三節之抗高血壓藥之血管擴張劑相關內文。

3.血管收縮素轉換酶抑制劑（Angiotensin-Converting Enzyme Inhibitors）

當心衰竭時，腎素（renin）分泌會增加，使血管收縮，造成小動脈收縮、系統性血管之阻力（systemic vascular resistance, SVR）增加與後負荷增加。因此，血管收縮素轉換酶抑制劑（Angiotensin-

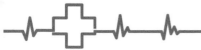

converting enzyme inhibitors）可以阻斷血管收縮素 I（Angiotensin
I）轉換成血管收縮素 II（Angiotensin II），藉由擴張小動脈的血管
阻力，因而能降低系統性血管之阻力，後負荷也會跟著下降。當血
管收縮素 II 減少後，心室舒張末期壓力減少，前負荷也會跟著下
降，使原本衰竭的心臟能有力地將心室血液射出，進而增加心輸出
量。因此，護理時，需密切觀察病患有無嚴重低血壓、蛋白尿、顆
粒性白血球減少、味覺改變、皮膚紅疹、咳嗽、血管水腫等副作用
的出現。請參閱本章第三節之抗高血壓藥之血管擴張劑相關內文。

4.毛地黃（Digitalis）

毛地黃藥物可增加心肌的肌動蛋白纖維（Actin）與肌凝蛋白纖
維（Myosin）之交互作用強度，抑制了鈉─鉀幫浦的主動運輸功
能，使細胞內鈣離子濃度增加，因而增加心肌收縮力。此外，還能
減少周邊血管阻力、降低心跳速率與房室傳導。當毛地黃縮短了動
作電位的作用期間，並且增加迷走神經的刺激，可使心肌細胞傳導
性增加，因而減少了不反應期。毛地黃除了可用來治療心衰竭外，
也常用來治療心律不整之心房撲動（atrial flutter, AF）或是心房纖
維顫動（atrial fibrillation, Af）。

由於毛地黃的治療濃度（0.8～2.0 ng/ml）與中毒濃度（＞ 2.4

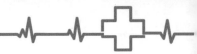

ng/ml）相當接近，因而，護理時，要非常留意病患有無副作用的發生，常見的副作用有噁心、嘔吐、腹瀉等腸胃道症狀，頭痛、疲勞、嗜睡等中樞神經症狀，嚴重時會有心搏過緩（bradycardia）、陣發性心房心搏過速（paroxysmal atrial tachycardia）、心房撲動（AF）、心房纖維顫動（Af）等。

五、抗心因性休克藥（Drugs for Cardiogenic Shock）

㈠藥理機轉

心因性休克（cardiogenic shock）是心臟幫浦功能衰竭所致，當心肌受到傷害，循環系統無法供應全身器官所需的血液量，因此，各組織器官無法獲得適當的血液灌注，而出現灌流過低（hypoper-fusion）的現象，進而導致身體機能降低或損壞。抗休克藥是藉由增加靜脈回流、改善心肌收縮力、擴張冠狀動脈等，以維持心肌的正常血流灌注來達到休克之控制。常用的藥物第一類有擬交感神經藥物，屬於兒茶酚胺類藥物，兒茶酚胺（catecholamine）是身體所生產的神經傳導物質，包含腎上腺素（Epinephrine, Adrenalin）、

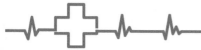

正腎上腺素（Norepinephrine, Noradrenalin）以及多巴胺（Dpoamine），每一種神經傳導物質藉由不同酵素逐步合成而得，皆有助神經系統訊息傳送、控制血糖、心血管運作等。因為此類藥物在藥理作用與交感腎上腺素相似，主要是使血管收縮，並增加心肌收縮。第二類用藥則是血管擴張劑，主要是增加心肌灌注。

㈡常見藥物、作用與護理

1. 擬交感神經藥物（Sympathomimetics）

項目	內容
常見藥物	• 腎上腺素藥物 ▪Epinephrine（Bosmin、Adrenaline）
作用	• 增加靜脈回流，主要是刺激靜脈α_1-受體。 • 刺激心臟的β_1-受體，以增加心跳速率與心收縮力。 • 小劑量使用時，會刺激骨骼肌的小動脈的β_2-受體，使血管周邊阻力減少。 • 大劑量使用時，會刺激全身小動脈α_1-受體，使血管收縮與周邊血管阻力增加。
護理要項	• 需密切觀察病患有無頭痛、心悸或胸悶、不整脈、顏面潮紅、血壓異常上升、腦出血、呼吸困難、肺水腫的症狀出現。 • 需密切觀察病患之心律是否有變異的情形出現。

（續）

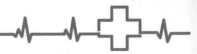
項目	內容
	· Epinephrine 常被使用於急救，緊急時可以 **1mg** 加上 **9ml** 的生理食鹽水稀釋成濃度 **1:1000** 的溶液，經由氣管內給藥，以增加冠狀動脈灌流量。 · 以下病患應禁止使用：高血壓、血管硬化、糖尿病、喀血、腹痛、腹脹、噁心、嘔吐、腸出血、甲狀腺機能亢進症、心室心博過速等。

項目	內容
常見藥物	· 正腎上腺素藥物 　▪Levarterenol (Levarterenol) 　▪Norepinephrine (Levophed)
作用	· 強力血管收縮作用。 · 刺激α_1-受體，以收縮小動脈與靜脈，使血壓升高。 · 活化頸動脈竇與主動脈弓的壓力接受器，刺激迷走神經，降低心跳速率與心輸出量。 · 刺激心臟的β_1-受體，以收縮末梢血管，使血壓上升與冠狀動脈血流增加。
護理要項	· 需密切觀察病患有無心悸、心博過緩、胸悶、血壓異常上昇、呼吸困難、頭痛、眩暈、不安、震顫、噁心、嘔吐、畏光、惡寒等不良反應。 · 正腎上腺素會引起嚴重的組織損害和壞死，因此，經由靜脈注意給藥時，須密切觀察有無滲漏出血管外。 · 正腎上腺素有強力血管收縮作用，會引起周圍組織缺血，因此，須密切觀察病患肢體顏色有無改變，以及肢體血流之灌注情形。 · 以下病患應禁止使用：血容積過少之休克、血管栓塞、全身麻醉時、血碳酸過多、懷孕。

（續）

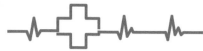

項目	內容
常見藥物	・多巴胺藥物 　▪Dobutamine (Dobutrex) 　▪Dopamine (Dopamin)
作用	・Dobutamine 　▪為β_1-受體作用劑（β_1-receptor agonists）。 　▪增加心跳速率與心收縮力。 　▪降低心室舒張末期壓以及全身系統性及肺血管阻力。 　▪維持藥物治療劑量在 0.5～2μg /kg/min。 ・Dopamine 　▪增加心肌收縮以及增加體內各器官之血液循環。 　▪刺激多巴胺受體，以釋放腎上腺素而造成血管擴張與利尿效應，進而擴張腎臟與內臟之血管。 　▪隨劑量呈不同之生理作用（ dose-dependent action ）： 　(1)低劑量（< 5μg/kg/min），可刺激多巴胺受體，而引起腎臟和腸繫膜的血管擴張。 　(2)中等劑量（5～10μg/kg/min），可刺激β_1-受體，而增強心肌收縮之效應，進而增加心輸出量。 　(3)高劑量（> 10μg /kg/min），可興奮α_1-受體，而增加血管收縮與周邊阻力。
護理要項	・Dobutamine 　▪注意病患有無心博過速、心律不整、心悸、高血壓、噁心、嘔吐、頭痛、偏頭痛、呼吸短促等副作用的出現。 　▪必須密切觀察病患靜脈輸注部位，有無因輸注滲漏引發局部靜脈發炎的變化。 ・Dopamine 　▪病患會隨劑量出現尿量增加、心輸出量增加、血壓上升、周邊組織血液灌流增加等現象。 　▪必須嚴密監視病患每小時尿液排出量與血壓變化值。

（續）

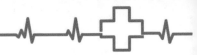

項目	內容
	▪需密切觀察病患有無頭痛、噁心、嘔吐、心悸、心跳過速、稍微低血壓，呼吸困難等副作用的出現。 ▪頭痛，是病患藥物過量最早出現的症狀。 ▪Dopamine 會對周邊組織造成壞死，因此，最好從中心靜脈管路徑給藥，並使用靜脈幫浦機器，以保持固定藥物劑量與給藥流速。 ▪以下病患應禁止使用：心室心律不整、心室纖維顫動、嗜鉻細胞瘤。

‧多巴胺類藥物之泡製與劑量計算方法：

◆泡製總溶液量必須扣除藥物本身的容量，因此先將 N/S 抽取 95 ml 後，再加上藥物劑量之 5ml，使總溶液量為 100ml。此主要是將應給藥物劑量變成 1μg/kg/min，也就等於 1ml/hr，如果醫囑更改時，只要將滴數直接做調整即可。

◆計算方法

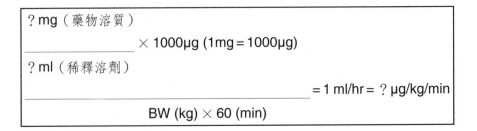

$$\frac{\dfrac{?\,mg\,（藥物溶質）}{?\,ml\,（稀釋溶劑）} \times 1000μg\ (1mg = 1000μg)}{BW\ (kg) \times 60\ (min)} = 1\ ml/hr = ?\ μg/kg/min$$

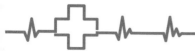

◆範例：

一位體重 60 公斤的病患，醫囑開立將 Dopamine 200mg /5ml/1Amp 泡在 100 ml 的 9%生理食鹽水（N/S），藥物劑量為 5ug/ kg/min，則為每小時劑量應給予多少毫升（ml/hr）？

◆答案：

$$\dfrac{\dfrac{200}{100} \times 1000 \mu g}{60 \times 60} = 5\ \mu g/kg/min = 2.7 ml/hr$$

2. 血管擴張劑（Venodilators）

血管擴張劑（Venodilators）在治療抗休克的主要功能是減少後負荷與增加心輸出量，尤其是急性心肌梗塞（acute myocardial infarction）所引起之心因性休克病患，可藉由血管擴張劑的使用，減少周邊血管阻力而增加心輸出量，以及增加靜脈容積使前負荷減輕而緩解肺鬱血的現象，並藉由心肌耗氧量減少，而減緩心肌受損的程度。

項目	內容
常見藥物	・血管擴張劑（Venodilators） 　■Nitroprusside (Nipride) 　■Nitroglycerin (Nitrostat)

（續）

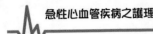

項目	內容
作用	• Nitroprusside 　■減少後負荷，擴張靜脈與動脈血管。 　■增加心輸出量。 • Nitroglcerin 　■擴張靜脈與動脈。 　■減少心肌耗氧量。
護理要項	• Nitroprusside 代謝非常快速，需要持續的以靜脈注射給藥。 • Nitroprusside 在水溶液中，尤其暴露於光線中，會水解而產生氰離子（cyanide, CN），因此，靜脈注射溶液必須使用時才配製，並且要避免光線照射。 • Nitroglcerin 的主要副作用有，姿勢性低血壓、反射性心博過速、心悸、頭痛、暈眩、憂鬱、不安、噁心、嘔吐、腹痛等。 • 需密切監測病患的血壓變化值。

六、降血脂藥（Antihyperlipidemic Drugs）

㈠藥理機轉

心肌梗塞（myocardial infarction, MI）是冠狀動脈粥狀硬化性心臟疾病常見的一種疾病。當供應心肌血液的冠狀動脈因血栓形成或粥樣硬化發生阻塞時，而致心肌的供血量不足以應付心肌的氧氣需求量，則會造成心肌壞死。降血脂藥最常被用來治療心肌梗塞與動

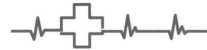

脈粥狀硬化，當血膽固醇（blood cholesterol）降低時，則心臟血管危險因子也隨之減弱。降血脂藥（Antihyperlipidemic drugs）主要機轉是在於降低血漿中的脂蛋白膽固醇（lipoprotein cholesterol），包含乳糜微粒（chylomicrons）、極低密度脂蛋白（very low-density lipoproteins, VLDL）、低密度脂蛋白（low-density lipoproteins, LDL）與高密度脂蛋白（high-density lipoproteins, HDL），以減少心肌梗塞的風險。誠如治療高血壓一般，高血脂初期的療護也是從改變生活型態做起，例如：改變飲食、控制體重、規律運動等。請參閱本書第三章第二節之控制危險因子的方法。當非藥物療護無法有效的控制病情時，才會考慮藥物的介入。

(二)常見藥物、作用與護理

1. 極低密度脂蛋白作用劑（Drugs Primarily Affecting VLDL）

項目	內容
常見藥物	· Bezafibrate (Bezalip) · Clofibrate (Abubrate) · Fenofibrate (Fenolip) · Gemifibrozil (Gemnpid)
作用	· 增加分解脂蛋白（lipoprotein）與三酸甘油酯（triglyceride）的脂解酶。
護理要項	· 病患常有腹部不適、腹脹、腹瀉、噁心等副作用出現。

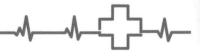
2. 低密度脂蛋白作用劑（Drugs Primarily Affecting LDL）

項目	內容
常見藥物	• Resins 類 　■Cholestyramine (Questran) 　■Colestipol (Colestipol) • Statins 類 　■Atorvastatin (Lipitor) 　■Fluvastatin (Lescol) 　■Lovastatin (Mevacor) 　■Pravastatin (Mevalotin) 　■Simvastatin (Lipovas)
作用	• Resins 類 　■將不吸收的樹脂與小腸中的膽酸結合，以減少脂質的吸收，因而減少 LDL 膽固醇濃度。 • Statins 類 　■抑制膽固醇合成過程中的還原酶（HMG-CoA），而減少了 LDL 膽固醇的合成。
護理要項	• Resins 類 　■病患常有噁心、腹部不適、脹氣、消化不良、脂肪性瀉痢、便秘或腹瀉等副作用出現。 　■病患若是同時服用以下藥物時，應錯開服藥時間，以避免藥物在腸胃道中結合，而抵消藥效： 　(1) Warfarin 　(2) Digoxin 　(3) Phenylbutazone 　(4) Thiazides 　(5) Phenobarbital • Statins 類 　■病患常有噁心、腹脹、脹氣、便秘、腹瀉、頭痛等副作用出現。

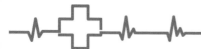

3.其他藥物（Miscellaneous Drugs）

項目	內容
常見藥物	・其他藥物 　■Nicotinic acid (Niacin) 　■Probucol (Lorelco)
作用	・Niacin 　■減少三酸甘油酯的合成，進而減少肝臟分泌 VLDL 膽固醇。 　■當 LDL 膽固醇在血液循環濃度減少，使得總膽固醇濃度也隨之減少。 ・Probucol 　■降低總膽固醇以及 LDL 膽固醇濃度。
護理要項	・Niacin 　■病患常有嚴重性皮膚潮紅、搔癢等副作用出現。 　■病患有胃腸不適副作用出現。 　■嚴重時，病患會有肝功能異常、對葡萄糖耐受性減少，而導致糖尿、高尿酸血症、黃疸等發生。 　■病患有肝功能不良、消化性潰瘍、高尿酸血症、糖尿病等，應禁止使用。 ・Probucol 　■病患常有腹瀉、腸胃脹氣、腹痛、噁心等副作用出現。

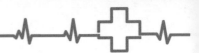

七、抗凝血、纖維蛋白溶解、抗血小板藥（Anticoagulant, Fibrinolytic, Antiplatelet Drugs）

㈠藥理機轉

纖維蛋白溶解系統（fibrinolysis system）是人體最重要的抗凝血系統，主要由纖溶酶原（plasminogen）、纖溶酶原激活素（plasminogen activator, 例如：t-PA, u-PA）、纖溶酶（plasmin）、纖溶酶抑制素（plasmin inhibitor, 例如：PAI-1, antiplasmin）等組成，對保持血管壁的通透性、維持血液的流動狀態、修復組織是相當重要。抗凝血、纖維蛋白溶解、抗血小板藥主要是藉由抑制纖維蛋白的形成，來達到抗凝血的作用；藉由減少血小板的依附作用以及凝集作用，來達到抗血小板的作用；藉由溶解纖維蛋白，達到纖維蛋白溶解以及血栓溶解的目的。血栓溶解主要的作用是活化纖維酶原轉為纖維酶，纖維蛋白溶解藥（Fibrinolytic drugs），也稱溶栓藥（Thrombolytic drugs），可以啟動纖溶酶而促進纖溶作用，即是使凝血中形成的纖維蛋白，經纖溶酶作用，從精氨酸—離氨基酸鍵上分解成可溶性產物，而使血栓溶解，進而治療急性血栓栓塞性疾

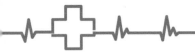

病。

㈡常見藥物、作用與護理

1. 抗凝血劑（Anticoagulants Drugs）

項目	內容
常見藥物	· Heparin (Heparin) · Warfarin (Coumadin)
作用	· Heparin ▪刺激微血管壁釋放脂解酶，將乳糜微粒及游離脂肪酸分解，而使血漿混濁度減少，並預防靜脈中的新血栓形成與限制舊有血栓的擴大。 · Warfarin ▪藉由拮抗維生素 K，而使凝血因子 II、VII、IX 及 X 無法在肝臟合成，並預防新纖維蛋白血栓的形成與減少舊有血栓的擴大。
護理要項	· 注射部位可能會有輕微疼痛或是血腫。 · 病患可能會有出血情形，需密切觀察有無潛在或明顯的出血徵象，例如：皮膚瘀血、牙齦出血、鼻黏膜出血、血尿、血便、經血過多等。 · 應監測病患凝血酶原時間（prothrombin time, PT）與部份凝血酶原時間（activated partial thromboplastin time, APTT）。 ▪以 WHO 推薦凝血酶原時間的國際標準化比值（International Normalized Ratio, INR）作為監控指標。 ▪將病患測得的結果除以正常人的平均結果。 ▪正常人的 INR 值為 0.8～1.4。 ▪使用抗凝劑者應維持 INR 值在 2～3。

（續）

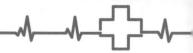

項目	內容
	• 應監測病患血紅素以及紅血球含量。
	• 病患可能會有骨質疏鬆症、禿髮、血小板減少、過敏反應等副作用出現。
	• 若病患有穿刺檢查等，其傷口應進行加壓止血。
	• 避免食用大量含維生素K食物，例如：綠茶、醃燻豬肉、肝臟、綠葉蔬菜、花椰菜等。
	• 避免飲用酒精性飲料，因會影響藥效。
	• 病患有慢性腎衰竭、肝功能不全、未控制的高血壓、懷孕、新傷口、對 Aspirin 或 Tartrazine 或其他藥物過敏等，應謹慎使用抗凝血劑。
	• 病患有進行中的內出血、近期腦血管意外、近期顱腦手術等，應禁止使用抗凝血劑。

2.纖維蛋白溶解藥物（Fibrinolytic Drugs）

項目	內容
常見藥物	• Urokinase (Urokinase) • Streptokinase (Streptokinase) • Tissue Plasminogen Activator (TPA)
作用	• Urokinase 　▪由細胞培養或尿液提煉，成本花費較大，但使用時無過敏反應。 　▪活化纖維酶原轉為纖維酶。 　▪適用於肺栓塞以及冠狀動脈血栓。 • Streptokinase 　▪第一代溶栓藥物。 　▪由鏈球菌培養皿純化而來，價格最便宜，因為其是非人體蛋白質，所以偶而會有過敏現象。

（續）

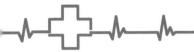

項目	內容
	▪主要是能活化纖維酶原—纖維酶系統。（plasminogen-plasmin system）。
	▪增加纖維酶的量，以分解血塊中纖維蛋白。
	▪適用於肺栓塞、深部靜脈血栓、心肌梗塞。
	・Tissue Plasminogen Activator (TPA)
	▪第二代溶栓藥物。
	▪為人體內之物質，因產量甚微，現由最新生化技術製造的 r t-PA 價格比較貴，但作用快，且不會有過敏反應。
	▪活化纖維酶原轉為纖維酶，並與血栓中的纖維蛋白結合。
	▪是此類藥物中半衰期最短的藥物，僅 5 分鐘。
	▪適用於急性心肌梗塞，以改善受損後的心室功能，並減少心衰竭的發生。
護理要項	・纖維蛋白溶解藥物必須於急性心肌梗塞發生 6 小時內使用，以達最佳的療效，若超過 6～24 小時內使用，則效果可能不明顯。
	・病患在 70 歲以下，心電圖 2 個以上導程之 ST 間段上升大於 0.1mV，且無活動性內出血、出血性腦中風、近期頭部外傷、出血性眼底病變等禁忌，即可使用。
	・密切監測病患有無血栓被溶解以及動脈再通的臨床現象：
	▪胸痛突然消失。
	▪心電圖下降的 ST 間段得以恢復。
	▪血清中 CK-MB 值在 12 小時達到高峰。
	・病患若有以下情形，應禁止使用纖維蛋白溶解藥物：
	▪進行中的內出血。
	▪近期腦血管意外。
	▪近期顱腦手術。
	・Urokinase
	▪有出血現象時，應停止使用，並給予新鮮全血或是新鮮冷凍血漿以緩解出血，若無效則以 Aminocaproic 拮抗出血。

（續）

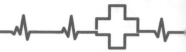

項目	內容
	· Streptokinase
	▪有全身自發性出血的傾向，可以 aminocaproic 拮抗出血。
	▪密切觀察病患有無過敏反應。
	▪為預防繼發性的血栓，在停用時，須立即給予 Heparin，然後口服 7 天的 Warfarin。
	· Tissue Plasminogen Activator (TPA)
	▪容易引發腦內出血。
	▪需密切監測病患的神經系統的症狀。

3.抗血小板藥（Antiplatelet Drugs）

項目	內容
常見藥物	· Aspirin (Bokey)
作用	· 阻止動脈以及小動脈的微小血栓形成。
	· 抑制血小板的聚集作用。
	· 減少血小板的附著。
	· 適用於病患有動脈疾病、瓣膜疾病、自發性血小板聚集症。
	· 可降低暫時性腦缺血反覆發作的風險。
	· 可預防靜脈血栓栓塞。
護理要項	· 抗血小板劑對未使用纖維蛋白溶解藥物者，可以減少心肌梗塞的復發或降低死亡率。
	· 抗血小板劑對已使用纖維蛋白溶解藥物者，可以預防血管再度阻塞。
	· 常見的副作用為胃腸不舒服、輕微的噁心以及嘔吐。
	· 可能會誘發氣喘之嚴重過敏反應，應密切觀察。
	· 高劑量使用易有耳鳴以及聽力減退的發生。
	· 高劑量使用易有耳鳴以及聽力減退的發生。

（續）

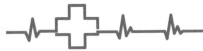

項目	內容
	‧若長期大量服用，有貧血、腎或肝功能障礙等症狀出現，應停止使用抗血小板劑。

八、其他用藥（Miscellaneous Drugs）

項目	內容
常見藥物	‧副交感神經抑制劑。 ▪Atropine (Atropine)
作用	‧抑制迷走神經興奮。 ‧增加心收縮力、跳速率。 ‧適用於心搏過緩之急救。
護理要項	‧觀察病患有無以下的副作用發生： ▪嚴重的胃部不適、嘔吐、胃痛、腹脹、食慾差。 ▪嗜睡、心悸、視力模糊、抽筋。 ▪腫塊、皮疹、潮紅。 ▪皮膚、鼻黏膜、口腔粘膜等乾燥。 ▪呼吸困難、肺部水腫。 ‧Atropine 通常需緩慢停藥，以避免症狀再度發生或反彈現象，尤其肺部水腫的情形。 ‧當心跳停止時，可每隔 3～5 分鐘給藥一次，亦能稀釋後經由氣管內給藥，稀釋方法與擬交感神經藥物之 Epinephrine 相同。請參照該內文。 ‧病患有急性心肌缺血、心肌梗塞等，可能誘發心室顫動和心搏過速，應謹慎使用。

（續）

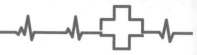

項目	內容
常見藥物	· Morphine (Morphine)
作用	· 擴張動脈以及靜脈，以降低前、後負荷。 · 作用於中樞神經以及平滑肌，能改變神經對痛的感受性與反應性，而達到止痛效果。 · 適用於急性心肌梗塞的疼痛緩解。
護理要項	· 觀察病患有無以下的副作用發生： 　■噁心、嘔吐、便秘。 　■暈眩。 　■輸尿管以及膽管痙攣。 · 高劑量使用容易導致呼吸抑制、血壓下降、昏迷。 · 使用於兒童、嬰兒時，應謹慎，且觀察有無痙攣的發生。 · 病患有顱內壓上升、痙攣、急性酒精中毒、急性支氣管氣喘、慢性肺疾病、嚴重呼吸抑制、化學性刺激誘發肺水腫、前列腺肥大、胰臟炎、急性潰瘍性大腸炎、嚴重肝或腎不全、甲狀腺功能不足等，應禁止使用。

第七章

心臟血管疾病之心電圖判讀
（EKG of Cardiovacular Diseases）

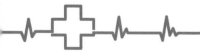

　　本書在第三章中，曾經描述過心臟的傳導系統與解析，此章節主要是介紹有關心肌的動作電位、心電圖與心電圖之簡易判讀方法。此外，本章節還將介紹有關心臟血管疾病之數種心電圖。

一、心肌的電位

(一)靜止膜電位（Resting Membrane Potential）：

　　在靜止非興奮狀態下，相對於細胞膜外側，細胞膜內側所帶負電荷較多，細胞膜兩側的電位差稱為靜止膜電位（resting membrane potential），一般骨骼肌細胞約為-90 毫伏特（mV），神經細胞約為-70 mV。在靜止膜電位下，膜兩側所保持的內負外正的狀態稱為極化（polarization）。此時，細胞膜外有較高濃度的鈉離子（Na^+），細胞膜內有較高濃度的鉀離子（K^+）。若鈉離子開始往細胞膜內移動，而使電位偏向正極則稱為去極化（depolarization）。因為細胞膜上具有離子通道，鉀離子可以藉由鉀離子通道輕易通過細胞膜，但是鈉離子卻難以此方式穿過細胞膜，不過細胞膜還有離子幫浦，可以同時將三個鈉離子送出細胞膜，並將兩個鉀離子運入細胞內部，而影響靜止膜電位並產生去極化現象。

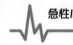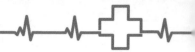
(二)動作電位（Action Potential）：

動作電位（action potential）是指快速、突然的去極化，即是當可興奮細胞受到有效刺激後，所引起的可傳播電位。通常是因為鈉通道快速的打開，使鈉離子快速的由外向內移動所造成。細胞藉由動作電位來傳遞訊息在此過程中，以離子在細胞內外的濃度改變，可以區分為0、Ⅰ、Ⅱ、Ⅲ、Ⅳ等4期：

1.第0期：

首先，心肌細胞膜的動作電位是從鈉離子內流所引起的去極化開始，此時，心肌細胞因為受刺激而開始減少膜內與膜外間的電位差距，當膜電位升到臨界電位點，也就是所謂的閾值（threshold），在心房與心室肌肉細胞皆約為-60mV，細胞膜對鈉離子以及鉀離子的滲透性發生突然的改變，而造成細胞內荷電急遽提高，約至+20mV。此去極化之現象在心肌動作電位曲線圖上是處於第0期。

2.第Ⅰ期：

緊接著第0期後的現象是快速的再極化（repolarization），此時，在心肌的動作電位曲線圖上是處於第Ⅰ期，由於鈉離子停止進

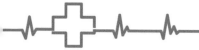

入細胞內，而鉀離子也移出細胞外，因此，使細胞快速地開始再極化過程。

3.第II期：

繼而，是在心肌動作電位曲線圖上的第II期，鉀離子繼續移往細胞外移出，鈣離子（Ca^{2+}）則緩慢移入細胞並造成高原期（plateau period）。竇房結（SA node）與房室結（AV node）的動作電位多半是因為鈣離子內流而產生，因此，鈣離子在幫助興奮心肌細胞收縮的過程中扮演著重要角色。

4.第III期：

最後，鉀離子外流產生再極化（repolarization）過程，在心肌動作電位曲線圖上處於第III期，也是再極化的最後一個階段。當去極化時，細胞膜上之鈉鉀幫浦（Na^{+}-K^{+} pump）受到抑制，因此鈉離子才得以快速進入細胞內，當再極化開始，則鈉鉀幫浦再度活化，將鈉離子送至細胞外，並將鉀離子換回細胞內。

5.第IV期：

在細胞膜電位再極化的過程下，鉀離子藉鈉鉀幫浦機轉之功能回細胞內，鈉離子則送出細胞外，逐漸恢復到細胞內鉀離子多，細胞外鈉離子多之狀態，細胞膜電位緩緩回復到靜止膜電位，細胞內

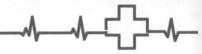

比細胞外負差 90mV 之狀態。此過程當中，細胞膜內外離子分布之狀態與心肌對刺激之反應變化與有關聯性，因此，鈉鉀離子在細胞內外之分布極不同於休息狀態時，心肌對電位刺激有一段「不反應期」（refractory period）。在膜電位回復到臨界電位-60mV 之前，即處於再極化之第 I、II 以及 III 期，心肌對任何之電位刺激均不起反應，稱為「絕對不反應期」（absolute refractory period）。介於第 3 期中的臨界電位起至第 III 期將結束之前是為「相對不反應期」（relative refractory period），心肌對於較大的電位刺激可以產生反應。在第 III 期末了至第 IV 前之始有一段對刺激極敏感的「超常期」（supernormal period），此時心肌對極弱之電位刺激也可以產生反應。

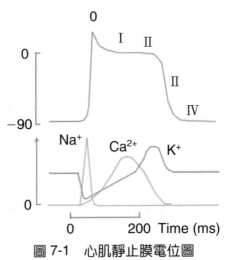

圖 7-1　心肌靜止膜電位圖

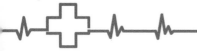

二、心電圖之生理：

(一)心電圖的定義：

心臟肌肉的收縮是由於一連串的心肌去極化、再極化的過程所促成，此一過程產生的電流會傳佈全身，可藉由貼於表皮的電極感應出來。由於體液是相當良好的導體，藉由心電圖機器的紀錄，便可以得知心動週期的變化，並以波形顯示出，即形成心電圖（electrocardiogram, ECG or EKG）。心電圖的全部訊息可以說明心肌收縮電流的源起、順序、方向、大小以及期間的長短，而且提供了解心肌電生理活動的參考資料。當在心電圖紀錄紙上看到 P 波（P wave）是表示心房去極化，QRS 複合波（QRS complex）是表示心室去極化，ST 間段（ST segment）和 T 波（T wave）則是表示心室再極化。

在心電圖紀錄紙上的格式是以長寬各為 1 毫米（mm）的小方格紙為單位所構成，每 25 個小方格組成一個大方格，並以較黑的粗線區分。心電圖以每秒 25mm 的速度來記錄，因此，每一小格寬度代表 0.04 秒（40ms）。心電圖振幅的電位一般慣用 mm 代表，

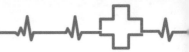

而不轉換成 mV，即以 10mm 高度（即 10 個小方格）表示 1mV（1mm=0.1mV）。P 波是心房去極化，高度不超過 2.5mm 且寬度不大於 0.12 秒。QRS 複合波是心室去極化，寬度介於 0.08～0.12 秒。ST 波和 T 波則是心室再極化，T 波高度一般不超過 5mm。PR 區間（PR interval）是從 P 波至 QRS 波之間距，代表著心房衝動到心室所需要的時間，包括心房的去極化與再極化，一般在 0.12～0.20 秒之間。ST 間段（ST segment）是自 QRS 波結束至 T 波開始的部分，一般在 0.32 秒。QT 區間（QT interval）是自 Q 波至 T 波之間距，代表心室的完整收縮，一般在 0.32～0.40 秒之間。

以心電圖的波形來大略計算心跳率，當心跳呈現出規律性，則可利用 3 秒間段計算法（3-second strip）。首先，找出心電圖格子上的 R 波，繼而，向左或向右皆可，再找到相鄰的 R 波，若 RR 之間相隔 1 大方格則心跳速率為 300 次／分，若為 2 大方格則心跳速率為 150 次／分，若為 3 大方格則心跳速率為 100 次／分，若為 4 大方格則心跳速率為 75 次／分，若為 5 大方格則心跳速率為 60 次／分。若是心跳呈現不規律時，則改用 6 秒間段計算法（6-second strip），計算在心電圖記錄紙上 6 秒鐘（即是 30 個大方格）內 P 波或 R 波的次數，再乘以 10，即是每分鐘之心跳率。

(二)電位傳導的速度：

　　心肌去極化、再極化產生的電位傳導，會因為心肌的性質不同，傳導速度亦有差別。其中蒲金氏纖維（Purkinje fibers）的傳導速度最快，為 4 公尺／秒，其次為心室肌肉的 0.9～1 公尺／秒、房室束為 0.8～1 公尺／秒、心房肌肉為 0.8～1 公尺／秒，最慢的是房室結（AV node）為 0.05 公尺／秒。由此可知，在心房部位電位的傳導，心房肌肉比寶房結快；在心室部位，藉由蒲金氏纖維來傳導電位，則遠比由心室肌肉來傳導速度快得多。

(三)電位圖上的偏向：

　　去極化擴展的方向與電極放置在身體的部位有關，可以決定電位圖上的偏向，向上或向下。當去極化擴展的方向是朝著電極的方向傳遞時，電位圖則呈現向上之波形；當去極化擴展的方向是遠離電極時，電位圖則呈現向下之波形。當存在二個以上不同方向之電位傳導時，則電極所記錄的電位圖，以各電位向量之總和來決定電位圖波形之向上或向下。

　　再極化電位傳導方向與電極位置關係在電位圖的呈現，是與上

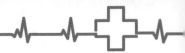
述的去極化恰好相反。當再極化之電位傳導方向朝向電極時，電位圖是呈現向下之波形；當遠離電極時，電位圖則呈現向上之波形。因此，當再極化擴展之方向與去極化擴展之方向相反時，在電位圖上所呈現之波形是同方向的；而再極化擴展方向與去極化擴展方向相同時，則波形方向是相反的。

㈣心臟的電位傳導系統：

心臟具有自動節律收縮的性質，能夠自行產生電位衝動，並加以傳導，當所傳遞的電位衝動刺激心肌，則會引起心肌的收縮。負責執行這些功能的是一組特化的神經肌肉組織，稱之為心臟的電傳導系統（conductive system），依傳導順序包括：(1)竇房結（sinoatrial node, SA node），(2)心房結間傳導路徑（internodal atrial pathways），(3)房室結（atrioventricular node, AV Node），(4)希氏束（His bundle），(5)左、右心室束枝（left and right bundle branches），以及(6)蒲金氏纖維系統（Purkinje fiber system）。

1. 竇房結（Sinoatrial Node）

竇房結（sinoatrial node, SA node）約 5mm×20mm 的大小，位於右心房近上腔靜脈入口處之心內膜表面，為特化之神經肌肉纖維

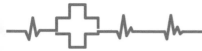

組織，其動作電位曲線圖與其他心肌細胞大不相同，當處於靜止狀態時，靜止膜電位約為-60～-70 mV，非一般心肌之-90 mV，因此，容易達臨界電位而產生去極化。第IV期時，電位並不會維持一定，且靜止狀態下，電位自動升起達臨界電位點而去極化，因此，竇房結具備節律點之自主性。竇房結去極化過程較慢，動作電位曲線之高峰為圓形，再極化亦緩慢，且各期不易區分。竇房結之動作電位在曲線上的第IV期自動升起，使靜止狀態下之竇房結具有前電位（pre-potential）。在個體處於休息狀態下，竇房結每分鐘產生60～100 次的去極化再極化過程，並電位傳導至心臟其他部位，主導心臟的收縮動作。

2.心房結間傳導路徑（Internodal Atrial Pathways）

心房結間傳導路徑（internodal atrial pathways）自竇房結傳出之電位衝動，分三條路徑傳到房室結，包括前節間束（anterior internodal tract; Bachmann's bundle）、中節間束（middle internodal tract; Wenckebach's bundle）以及後節間束（posterior internodal tract; Thorel's pathway）。此外，心房結間傳導路徑亦可自前節間束將衝動傳到左心房時，始稱之為巴克曼束枝（Bachmann's bundle）。攸關心房結間傳導路徑圖，請參考第一章的 12 頁之圖 1-5。

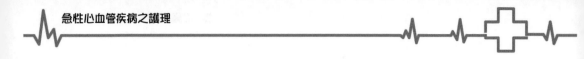

3.房室結（Atrioventricular Node）

房室結（atrioventricular node, AV Node）約 2mm×5mm 的大小，位於右心房近中膈處，約在冠狀動脈循環之靜脈竇下方與三尖瓣膈瓣之間。房室結鄰近環繞著具有前電位性質之組織，故能使膜電位自動升起而引發去極化、再極化的過程，也使得房室結附近組織具有節律點的特質。但是房室結發生去極化的速率在一般情況下，較竇房結為慢，約每分鐘 40～60 次，因此，心臟節律的控制是來自竇房結，但遇到竇房結的節律功能受抑制時，房室結就取而代之成為心臟的節律控制中心。由於房室結的電位傳導速度慢，當竇房結的衝動傳至此處，約有 0.04 秒的緩衝，這也使得心房有足夠時間收縮，而將血打入心室。

4.希氏束（His Bundle）

希氏束（His bundle）約長 20mm，連接於房室結下，位於心房中膈右邊心內膜表面、心室中膈正上方，具有前電位的特質，其發生去極化之速率與房室結組織相同，為 40～60 次／分。

5.左、右心室束枝（Left and Rright Bundle Branches）

左、右心室束枝（left and right bundle branches）自心中膈分出，右束枝較左束枝為細長。左束枝自起始點分出後，不久又分成

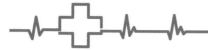

前、後兩分束，右束枝則在心室中膈下行。在傳導速度上左束枝快於右束枝，而形成自左向右的傳導，也使得左心室較大且厚之心肌能及時與右心室同步收縮。

6.蒲金氏纖維系統（Purkinje Fiber System）

蒲金氏纖維系統（Purkinje fiber system）接自左、右束枝之後，分布於心室內膜下，電位衝動自此垂直而入，自心肌內膜傳向心肌外膜，而引發心室肌肉的去極化。心室中膈前方是心室活化最早去極化之處，而左心室後底部、右心室肺錐處以及心中膈上部是最後去極化之處，因此，這使得心室肌肉收縮由心尖最先，而大血管出口處最後，成就了血液射出心臟之最佳化。蒲金氏纖維細胞的膜電位亦具有前電位之特質，故也能自動產生去極化，但其速率較慢，在正常性情形下為 15～40 次／分。當竇房結、房室結失去功能使得衝動無法下達時，蒲金氏傳導系統亦能發揮其自主性，而產生心室收縮之節律，但在一般情形下，蒲金氏傳導系統不能成為心室收縮之節律點。

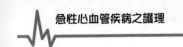 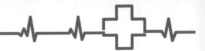
三、心電圖的波形及其含義：

　　心臟肌肉的電位傳導心電圖紙上描繪出的特殊形狀曲線，此曲線上以波形、高低、段落等，代表心肌電位傳導的方向、大小以及時段等。心電圖形的描繪以小方格為單位，每1小格的寬度代表時間，定義為0.04秒，而每1小格的高度代表電位，定義為1毫伏特（1mV）。在心電圖紙上，常可發現在上緣空白部分有短直線的標記，且以等間隔方式出現，細數之下，可知每條短直線間的距離代表6秒，也有心電圖紙以3秒的間隔用短直線來標示。無論以哪種標準用短直線來標示，這都是要方便估算心電圖紀錄到的心跳率。

　　如圖7-2所示，正常的心臟電位傳導所產生波形可以分成6項目來說明，即是P波、PR區間、QRS複合波、ST間段、T波以及QT區間。這些波形的形狀、時間、出現順序、相互間關係等，都透露出心肌電生理活動的資料，也是判讀心電圖的重點訊息，以下分別說明。

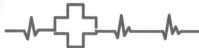

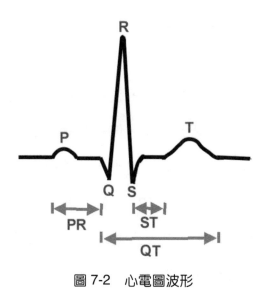

圖 7-2　心電圖波形

(一) P 波

　　P 波（P wave）代表心房去極化過程的心臟電位傳導。正常的心房去極化自竇房結開始，再經由前結間束、中結間束以及後結間束傳至房室結，也經由巴克曼氏束傳至左心房。就電位傳導的總向量而言，心房去極化電位的傳導方向為向左、向下、向前。根據物理向量的概念，向量在各導程之分向量與導程之方向，當相符時得正波，當相反時得負波，因此，P 波在導程 I、II、III、aVF 皆為正波，在導程 aVL 波形不明顯，在導程 aVR 為負波，在所有水平

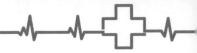
面之胸前導程均為正波。由於 P 波所記錄的是左、右心房之去極化，而右心房比左心房去極化得早也結束得早，因此，P 波的形狀的前半部是由右心房去極化形成，後半部是由左心房去極化形成，整個 P 波呈現出向上的圓滑波形。但是 P 波在導程 aVR，並非是向上的圓滑波形，而是向下的圓滑波形。在 EKG 圖上，正常的 P 波的寬度不大於 3 小方格（0.12 秒），高度不多於 2.5 小方格（2.5mV），然而當心房有肥大增厚現象時，肥厚部位的細胞去極化向量將增強，但傳導速度較緩，進而產生波形上的改變。當先天性心房中膈缺損（congenital atrial septal defect）、法洛氏四重畸型（tetralogy of Fallot）、右心室肥大症（right ventricular hypertrophy）、三尖瓣閉鎖不全（tricuspid regurgitation）等導致右心房肥大時，右心房部分之 P 波變得高，加上左心房之去極化較晚，故整個 P 波將較正常者的為高且尖（peaked P）。當左心房肥大時，左心房去極化過程變慢而使時間呈現遲滯狀，故整個 P 波變寬或有凹缺。當左、右心房均有肥大現象時，P 波則會表現得既高且寬。

(二) PR 區間

PR 區間（PR interval）代表自心房去極化的開始至心室去極化

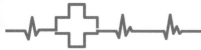
的開始之間的時間，包含 P 波以及 P 波連接 QRS 複合波之間的直線。正常情況下，PR 區間約在 0.12～0.20 秒。

(三) QRS 複合波

QRS 複合波（QRS complex）代表心室去極化過程的心肌電位傳導。在電位傳導的初期，左束枝比右束枝快，因而整個向量顯得向右、向上。繼而，電位傳導由心內膜往心外膜，由於左心室較厚而右心室較薄，左心去極化的向量將較右心去極化之向量為大，因而此階段之心室去極化向量為向下、向左。最後，去極化之方向往心房與心室交接處之外圍，使得向量之表現為向右、向上。由於心室比心房來得大，所以 QRS 複合波也比 P 波來得高。正常心室之去極化時間不超過 0.12 秒，即 QRS 複合波於 EKG 圖上在 3 小方格寬度之內。當心肌肥大時，肥厚的心肌使向量加大，且傳導遲緩，使得 QRS 複合波之 R 波或 S 波加高、QRS 複合之寬度加大。當心肌之傳導不循正常傳導路徑，而是以一心肌傳過一心肌方式時，這使得傳導速度不如蒲金氏纖維的傳導有效率，以致心室之去極化緩慢，因此 QRS 複合波將加寬，而會超過 0.12 秒，進而於 EKG 圖上呈現巨大怪異之 QRS 複合波。

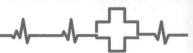

㈣ ST 間段

ST 間段（ST segment）代表心室肌細胞再極化過程的絕對不反應期，即是心室肌細胞去極化的結束，到心室肌細胞再極化的開始之間的時間。此間段包含 QRS 複合波的尾端到 T 波開始前的一段直線。

㈤ T 波

T 波（T wave）表示心室肌細胞再極化過程中的相對不反應期前半段以及超常期後半段。在正常情形下，心肌之再極化順序的方向是由心膜傳向心內膜，因心內膜比心外膜承受著較大壓力，故再極化過程較慢。當心室再極化時，電極所記錄到之電位變化方向與再極化順序之方向相反，因此，細胞膜內外之電位差會由等電位轉向負電位差，方向為由左下往右上，而在電極上所記錄到之電位差變化向量為向左下。當心室肥大時，肥厚的心肌使外膜之肌細胞活性以及再極化都變得遲緩，甚至於比心內膜之肌細胞更為慢，而使再極化呈現相反的方向。在此情況下，正常時為正波的 T 波反呈現倒立狀，為倒立的 T 波反呈現正立狀。由於心肌靜止電位時內外離

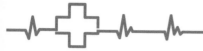

子差為鈉鉀幫浦（Na$^+$-K$^+$ pump）作用之結果，去極化時因幫浦受抑而使鈉離子快速進入產生電位差的消失，而至再極化時，在相對不反應期中，鈉鉀幫浦功能恢復作用，而完成再極化，T 波就代表此一階段的心電位活動。鈉鉀幫浦為主動運輸（active transport）之生理活動，需要耗費大量能量，始得完成，因此，心肌缺氧時，心肌之再極化立即受到影響，而由鈉鉀幫浦活動完成之部分最早反應出不正常的現象，故 T 波最早出現變化，波形轉成倒立狀，接著才是 ST 間段的上升變化。

㈥ QT 區間

QT 區間（QT interval）表示自心室肌細胞去極化的開始，到心室肌細胞再極化的結束之間的時間，因此，包含整個心室的傳導活動。此區間包含 QRS 複合波、ST 間段以及 T 波。QT 區間的寬度與心跳率有負向關係，當心跳率增加時，QT 區間的寬度就相對的變窄，當心跳率減少時，QT 區間的寬度就相對的加大。

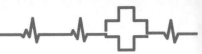

四、心電圖之導程：

　　心肌之電位傳導，可自皮表偵測得到，由於心肌去極化、再極化時電位變化可向四面八方同時擴散，因此，心肌之厚薄、傳導纖維、傳導速度不同等，在不同方位上所偵測到的電位強弱與正負將有差異。標準的心電圖檢查以十二個導程來描繪心臟之電位傳導，即是自 12 個方位、角度、平面來測量心肌電位傳導之電位差變化，以完整的評估心臟電生理活動。一個導程即表示偵測心臟電位傳導的一個方位，每一導程均有正負極，當電位的傳導朝向正極時，此一導程記錄到的心電點即為一向上之正波；當電位之傳導遠離導程之正極時，則導程所記錄到之心電圖即為向下之負波。因此，從每一導程之正負波顯示，可以提供心肌電傳導之資料，導程之方位可提供診斷心肌壞損之位置與範圍之參考。

　　標準的心電圖之十二導程，包括 3 個雙極肢導程 Ⅰ、Ⅱ、Ⅲ 以及 3 個單極肢導程 aVR、aVl、aVF，請參見圖 7-3。導程 Ⅰ 之正極在左臂，負極在右臂，偵測心肌電傳導由右到左平直線方向之向量。導程 Ⅱ 之正極在左足，負極在右臂，偵測心肌電傳導自右上往左下方向之向量。導程Ⅲ正極在左足，負極在左臂，偵測心肌電傳

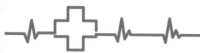

導自左下往右下方向之向量。導程 aVR、aVI、aVF 均以心臟之中

心為參考點，分別偵測自心臟中心往右臂、左臂以及足部方向的向

量。

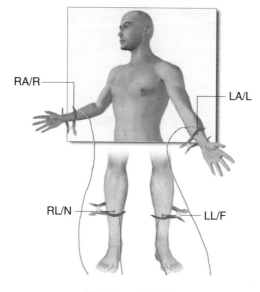

圖 7-3　肢導程

　　六個單極胸前導程 V1、V2、V3、V4、V5、V6，請參見圖

7-4。胸前導程亦以心臟中心為參考點，分別偵測自心臟中心往第四

肋間胸骨右緣（V1）、第四肋間胸骨左緣（V2）、V2 與 V4 的中

心點（V3）、第五肋間與鎖骨中之交叉點（V4）、腋前線平V4 的

點（V5）、腋中線平 V4 的點（V6）。

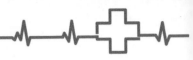

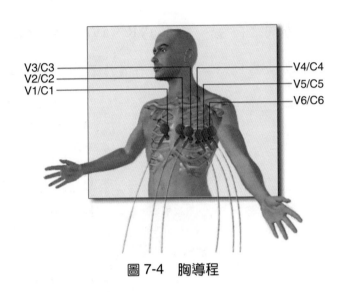

圖 7-4　胸導程

　　導程Ⅰ、Ⅱ、Ⅲ、aVR、aVI、Avf 是自矢狀面（frontal plane）來偵測心肌之電傳導，導程 V1～V6 是自水平面（horizontal plane）來偵測心肌之電傳導。自矢狀面觀察，導程Ⅰ偵測心臟側壁之電傳導，導程Ⅱ以及Ⅲ偵測心臟下壁之電傳導，導程 aVR 較沒有提供心肌電傳導的特殊資料，而導程 aVL 偵測心臟側壁，導程 aVF 偵測心臟下壁。自水平面觀察，胸前導程的位置圍繞著心室，導程 V1 以及 V2 偵測右心室，導程 V5 以及 V6 偵測左心室，而導程 V3 以及 V4 則偵測二心室中間，總之，導程 V1～V4 偵測心室前以及中膈區，而 V5 以及 V6 則偵測左心室前側區。

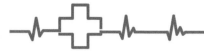

五、心律不整：

正常情況下，心臟會以每分鐘 60～100 下的速率規則跳動。每次心跳都始於竇房結（SA node）的去極化，所以正常的心律被稱為正常竇性心律（normal sinus rhythm），而不同於正常竇性心律的其他心律則被稱之為心律不整（arrhythmia）。因此，心律不整意指任何心跳速率、規則性、心臟電衝動的發源以及傳導路徑的異常。心律不整可能只是單一異常的心跳，或甚至是兩個心跳之間過長的停頓，也可能是持續終生的心律異常。造成心律不整的可能原因：

（一）缺氧（hypoxia），心肌缺氧容易造成心律不整，例如，嚴重的慢性肺病或急性肺栓塞（pulmonary embolus）都是造成心律不整的主要原因。

（二）缺血（ischemia），心肌梗塞的缺血是造成心律不整的常見原因，就算不造成心肌細胞壞死的心絞痛，也是促成心律不整的主要原因。

（三）交感神經刺激（sympathetic stimulation），任何可以造成的交感神經系統活動增加的因素，都可能誘發心律不整的發生，例如，甲狀腺亢進。

㈣藥物（drug），許多藥物的副作用會造成心律不整，但有時也是治療心律不整藥物，例如，quinidine。

㈤電解質異常（electrolyte disturbance），例如，低鉀血症、鈣離子和鎂離子不平衡。

㈥心搏過慢（bradycardia），非常慢的心跳容易引發心律不整。

㈦拉張（strech），心房和心室的擴大肥厚可以造成心律不整，這是心衰竭與瓣膜性心臟疾病造成心律不整的原因。

在判讀心電圖時，需要注意以下幾個重要事項：

1. 確認整個心電圖 P、QRS 與 T 各波形是否都有顯現出來。

2. 檢查 P 波有無變大、變寬或消失。

3. 檢查 QRS 複合波有無變大、變寬或消失。

4. 檢查 T 波有無變大、變寬或消失。

5. 辨別波形是由心房或是心室發出，是否在每一個 QRS 複合波前都有 P 波。

6. 辨別規律性，正常心律為規則的。請參見圖 7-5 心律不整判讀流程圖。

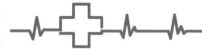

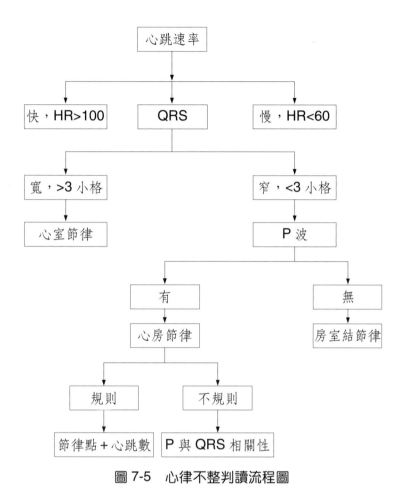

圖 7-5　心律不整判讀流程圖

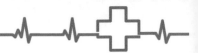
六、常見之心律不整圖形與其判別要訣：

㈠正常竇性節律（Normal Sinus Rhythm）

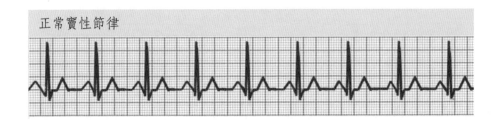

正常竇性節律

項目	說明
判別要點	P：0.08～0.12 秒 PR：0.12～0.20 秒 QRS：0.08～0.12 秒 QT：0.32～0.40 秒 ST：0.32 秒 P：QRS ＝ 1：1 節律：規律 速率：60～100 次／分

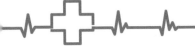 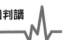
(二)竇性心搏過緩（Sinus Bradycardia）

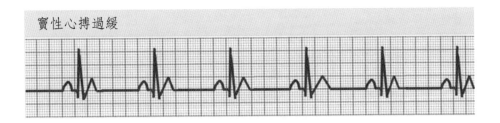

竇性心搏過緩

項目	說明
判別要點	P：0.08～0.12 秒（正常） PR：0.12～0.20 秒（正常） QRS：0.08～0.12 秒（正常） P：QRS = 1：1 節律：規律 速率：< 60 次／分
原因	1.疾病：急性心肌梗塞、嚴重疼痛、黏液水腫、風濕性心臟病、$PaCO_2$ 升高且 PaO_2 下降時。 2.體溫過低。 3.高血鉀。 4.顱內壓升高。 5.藥物：Morphine、Propranolol、Quinidine、Verapermil、Diltiazem 等中毒。
臨床處置	1.一般無症狀時，觀察保守治療即可。 2.運動選手多有竇性心搏過緩之情形。 3.依照醫囑給予 Atropine、Isoproterenol。

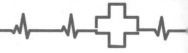
㈢竇性心搏過速（Sinus Tachycardia）

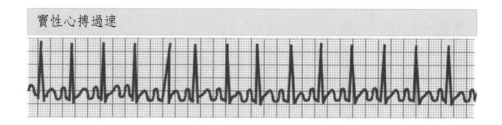

竇性心搏過速

項目	說明
判別要點	P：0.08～0.12 秒（正常） PR：0.12～0.20 秒（正常） QRS：0.08～0.12 秒（正常） P：QRS ＝ 1：1 節律：規律 速率：＞ 100 次／分
原因	1.疾病：心衰竭、貧血、出血、休克、感染、甲狀腺機能亢進。 2.體溫過高、情緒激動、用力、運動。 3.疼痛。
臨床處置	1.依照引起原因給予處理。 2.依照醫囑給予 Digoxin（心衰竭）或是 Propranolol（甲狀腺機能亢進）。 3.密切監測生命徵象和心電圖變化。

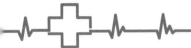

㈣心房撲動（Atrial Flutter, AF）

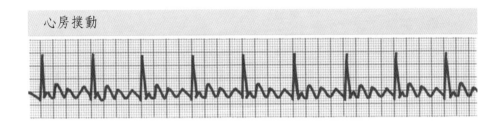

心房撲動

項目	說明
判別要點	P：可能呈現鋸齒狀波形，也可能隱藏在 QRS 複合波或是 T 波裡。 PR：可能正常 0.12～0.20 秒，也有可能呈現不規則變化 QRS：0.08～0.12 秒（正常） P：QRS ＝ 2：1～4：1 節律：規律或不規則 速率：> 100 次／分，可能高至 250 次／分。
原因	疾病：風濕性心臟病、冠狀動脈疾病、心肺症、瓣膜性疾病、甲狀腺機能亢進。
臨床處置	1. 依照引起原因給予處理。 2. 依照醫囑給予藥物，例如：Digitails、Verapamil、Propranolol、quinidine 等。 3. 心臟整流術（cardioversion），請參見第五章之常見技術操作方法。 4. 密切監測生命徵象和心電圖變化。

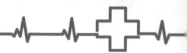
㈤心房纖維顫動（Atrial Fibrillation, Af）

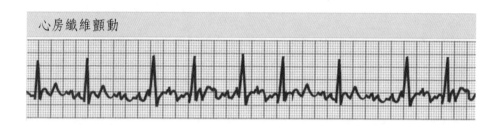

心房纖維顫動

項目	說明
判別要點	P：不明顯，大小、速率以及形狀均不固定。 PR：無法計算 QRS：0.08～0.12 秒（正常） P：QRS ＝數個：1 節律：規律或不規則 速率：心房 400～600 次／分，心室 140～170 次／分。
原因	疾病：心包膜炎、風濕性心臟病、缺血性心臟病、心衰竭、肺栓塞等。 藥物：毛地黃中毒。
臨床處置	1.依照引起原因給予處理。 2.依照醫囑給予藥物，例如：Digitails、Verapamil、Propranolol、Quinidine 等。 3.心臟整流術（cardioversion），請參見本書第五章之常見技術操作方法。 4.密切監測生命徵象和心電圖變化。

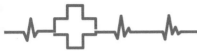
㈥多發性心房心搏過速（Multifocal Atrial Tachycardia, MAT）

多發性心房心搏過速

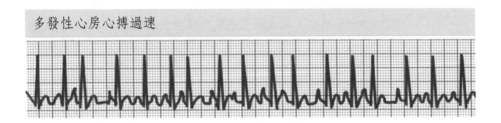

項目	說明
判別要點	P：呈現不同形狀的 P 波，或是埋在 QRS 複合波，或是 T 波裡。 PR：呈現不規則變化 QRS：0.08～0.12 秒（正常） P：QRS ＝ 1：1 節律：規律或不規則 速率：100～250 次／分
原因	疾病：風濕性心臟病、缺氧、冠狀動脈疾病、甲狀腺機能亢進。 藥物：毛地黃中毒。 其他：吸菸、運動、壓力、咖啡或茶等刺激飲料。
臨床處置	1.頸動脈竇按摩（carotid massage），刺激迷走神經，以降低心跳速率。頸動脈竇位在甲狀軟骨旁兩指處，當摸到頸靜脈最大的搏動點即是，注意一次只能按摩一側頸動脈竇約 5 秒，以避免心搏過緩。 2.手部內關穴強力按壓，刺激迷走神經，以降低心跳速率。

（續）

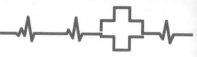

項目	說明
	內關穴位於手腕內側橫紋上 3 手指寬處，是中醫常見之心血管疾病急救用穴。 3. 教導病患作嘔或是進行捏鼻閉嘴呼氣法（valsalva maneuver）動作，教導病患先吸氣後再閉氣約持續 10～20 秒鐘，藉由胸腔的內在壓力增加來刺激迷走神經，以降低心跳速率。 4. 依照醫囑給予藥物，例如：Edrophonium Hydrochloride（Tensilon）、Verapamil、Propranolol、Procainamide。 5. 心臟整流術（cardioversion），請參見本書第五章之常見技術操作方法。 6. 密切監測生命徵象和心電圖變化。

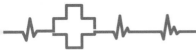

㈦陣發性心室上心搏過速（Paroxysmal Superaventricalar-Tachcardia, PSVT）

陣發性心室上心搏過速

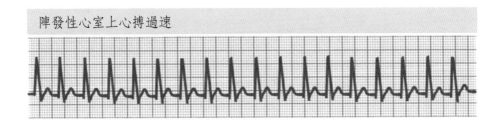

心電圖圖形	說明
判別要點	P：埋在 QRS 複合波裡 PR：不規則 QRS：0.08～0.12 秒（正常） P：QRS ＝無法計算 節律：規律 速率：150～250 次／分
原因	疾病：風濕性心臟病、冠狀動脈疾病、甲狀腺機能亢進。 藥物：毛地黃中毒。 其他：吸菸、運動、壓力、咖啡或茶等刺激飲料。
臨床處置	1. 頸動脈竇按摩（carotid massage），刺激迷走神經，以降低心跳速率。頸動脈竇位在甲狀軟骨旁兩指處，當摸到頸靜脈最大的搏動點即是，注意一次只能按摩一側頸動脈竇約 5 秒，以避免心搏過緩。 2. 手部內關穴強力按壓，刺激迷走神經，以降低心跳速率。內關穴位於手腕內側橫紋上 3 手指寬處，是中醫常見之心血管疾病急救用穴。

（續）

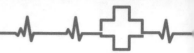

心電圖圖形	說明
	3.教導病患作嘔或是進行捏鼻閉嘴呼氣法（valsalva maneuver）動作，教導病患先吸氣後再閉氣約持續10～20秒鐘，藉由胸腔的內在壓力增加來刺激迷走神經，以降低心跳速率。 4.依照醫囑給予藥物，例如：Adenosine（快速給予）、Edrophonium Hydrochloride（Tensilon）、Verapamil、Propranolol、Procainamide。 5.心臟整流術（cardioversion），請參見本書第五章之常見技術操作方法。 6.密切監測生命徵象和心電圖變化。

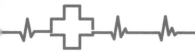

⑻心室早發性收縮（Ventricular Premature Contractions, VPCs）

心室早發性收縮

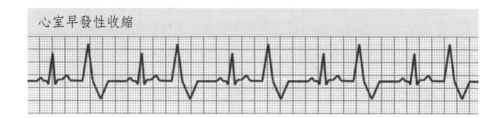

心電圖圖形	說明
判別要點	P：消失 PR：消失或無法計算 QRS：變寬 T：倒置 P：QRS＝無法計算 節律：規律或不規則 速率：60～100 次／分（正常） 心室早發性收縮：可分為二連脈（bigeminy VPCs），即是在一個正常 EKG 波形後面緊接著出現 1 個 VPC；三連脈（trigeminy VPCs），即是在 2 個正常 EKG 波形後面緊接著出現 1 個 VPC；四連脈（quadrigeminy VPCs），即是在 3 個正常 EKG 波形後面緊接著出現 1 個 VPC。本圖所呈現的便是典型的二連脈心電圖。
原因	疾病：急性心肌梗塞、缺氧、電解質不平衡。 藥物：毛地黃中毒。 其他：吸菸、運動、壓力、咖啡或茶等刺激飲料。

（續）

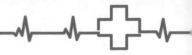

心電圖圖形	說明
臨床處置	1. 依照引起原因給予處理。 2. 依照醫囑給予藥物，例如：Lidpcaine 等。 3. VPCs 出現小於 6 次／分，僅需觀察即可。 4. 當連續出現超過 6 個 VPCs 時，應緊急處理。 5. 密切監測生命徵象和心電圖變化。

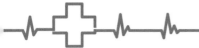

㈨心室心搏過速（Ventricalar Tachcardia, VT）

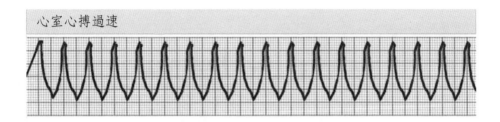

心室心搏過速

心電圖圖形	說明
判別要點	P：消失 PR：無法計算 QRS：> 0.12 秒 P：QRS = 2：1～4：1 節律：規律 速率：> 100 次／分，甚至高達 200 次／分
原因	疾病：急性心肌梗塞、冠狀動脈疾病、缺氧心肌病變、心肌 　　　炎、低血鉀、低血鎂。 藥物：毛地黃中毒。
臨床處置	1. 依照引起原因給予處理。 2. 矯正酸鹼以及電解質的不平衡。 3. 依照醫囑給予藥物，例如：Lidocaine、Bretylium（Bre- 　　tylol）等。 4. 停用 Procainamide、Quinidine、Disopyramide 藥物，減 　　少心律不整之惡化。 5. 心臟去顫術（cardiodefibrillation），請參見本書第五章之 　　常見技術操作方法。 6. 密切監測生命徵象和心電圖變化。

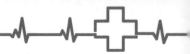

㈩不整脈（Torsades De Points）

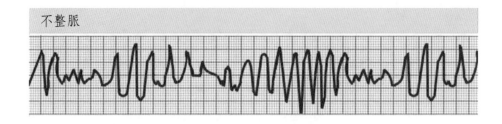

心電圖圖形	說明
判別要點	P：無 PR：無 QRS：波形幅度如同頂端繞著基線扭轉 P：QRS ＝無法計算 節律：不規則 速率：200～250 次／分
原因	藥物：class Ia、Ⅲ 類之抗心律不整藥物。 其他：QT 區間延長、低血鉀、低血鎂。
臨床處置	1. 依照引起原因給予處理。 2. 依照醫囑給予藥物，例如：Isoproterenol 等。 3. 補充鎂離子（magnesium infusion）。 4. 心臟整流術（cardioversion），請參見第五章之常見技術操作方法。 5. 置入心臟節律器（pacemaker）。 6. 密切監測生命徵象和心電圖變化。

�±心室纖維顫動（Ventricalar Fibrillation, VF）

心室纖維顫動

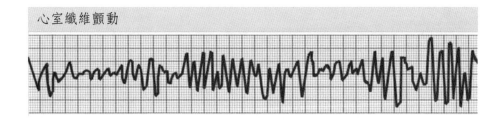

心電圖圖形	說明
判別要點	P：無 PR：無法計算 QRS：無 P：QRS＝無法計算 節律：不規則 速率：難以測出
原因	疾病：心肌缺血、心肌梗塞、心臟節律器功能不良。 藥物：Digoxin、Quinidine、KCl 等中毒。 其他：休克、心室早期收縮。
臨床處置	1. 依照引起原因給予處理。 2. 施與胸前重擊（precardial thump），需注意的是此法僅適用於摸不到脈博時，且要在心電圖監測下才可執行。 3. 心臟去顫術（cardiodefibrillation），請參見第五章之常見技術操作方法。 4. 必要時，施與心肺復甦術（cardio pulmonary resuscitation, CPR），請參見第五章之常見技術操作方法。 5. 依照醫囑給予藥物，如 Lidocaine 等。 6. 依照醫囑給予 NaHCO$_3$ 矯正體內酸中毒現象。 7. 密切監測生命徵象和心電圖變化。

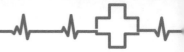
㈤心跳停止（Asystole）

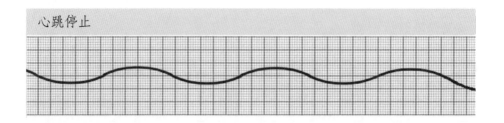

心跳停止

心電圖圖形	說明
判別要點	P：無 PR：無 QRS：無 P：QRS＝無 節律：無 速率：無
原因	疾病：風濕性心臟病、冠狀動脈疾病、心肺症、瓣膜性疾病、 　　　甲狀腺機能亢進等急症。 其他：其他急症，例如：交通事故引起。
臨床處置	直接進入心肺復甦術（cardio pulmonary resuscitation, CPR），請參見本書第五章之常見技術操作方法。

(生) 1 度房室阻斷（First Degree AV Block）

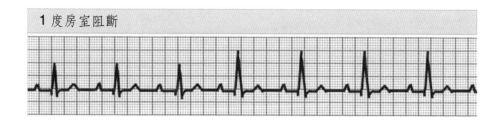

1 度房室阻斷

心電圖圖形	說明
判別要點	P：0.08～0.12 秒（正常） PR：> 0.2 秒 QRS：0.08～0.12 秒（正常） P：QRS ＝ 1：1 節律：規律 速率：60～100 次／分（正常）
原因	疾病：心臟手術、心肌炎、心臟傳導系統纖維化。 藥物：毛地黃中毒。
臨床處置	1. 大多不需治療，但需密切觀察是否有造成進一步的 PR 區間延長情形。 2. 依照醫囑停用抗心律不整藥物。 3. 密切監測生命徵象和心電圖變化。

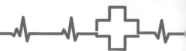

㈡2度房室阻斷第一型（Second Degree AV Block type I）

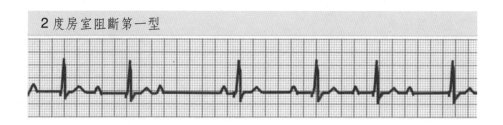

2度房室阻斷第一型

心電圖圖形	說明
判別要點	P：增多 PR：不一致，愈來愈長 QRS：0.08～0.12 秒（正常） P：QRS＝2：1～數個：1（P 與 QRS 之間是漸行漸遠，然後 QRS 突然消失） 節律：不規則 速率：60～100 次／分正常，但有可能＜60 次／分
原因	疾病：下壁心肌梗塞、迷走神經受刺激。 藥物：毛地黃中毒。
臨床處置	1. 依照引起原因給予處理。 2. 依照醫囑給予藥物，例如：Atropine、Isoproterenol 等以增加心跳速率。 3. 停用抗心律不整藥物，例如：Digoxin、Procainamidec、Quinidine 等。 4. 密切監測生命徵象和心電圖變化。

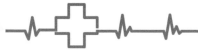

(查) 2 度房室阻斷第二型（Second Degree AV Block Type

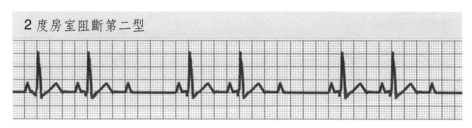

II）

心電圖圖形	說明
判別要點	P：0.08～0.12 秒（正常） PR：呈規律性延長 QRS：變寬 P：QRS＝2～4：1（P 與 QRS 之間是固定關係，然後 QRS 才突然消失） 節律：不規則 速率：60～100 次／分正常，但有可能＜ 60 次／分。
原因	疾病：前壁心肌梗塞、傳導路徑壞死或纖維化。
臨床處置	1. 依照醫囑給予藥物，例如：Atropine、Isoproterenol 等增加心跳速率。 2. 裝置人工心臟節律器，請參見第五章之相關內容。 3. 密切監測生命徵象和心電圖變化。

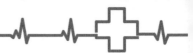

㈥ 3 度房室阻斷（Third Degree AV Block）

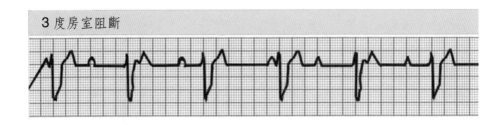

3 度房室阻斷

心電圖圖形	說明
判別要點	P：0.08～0.12 秒（正常） PR：間隔不一致 QRS：當初動傳導來自於房室結時，QRS 為 0.08～0.12 秒（正常）；當初動傳導來自於房室結之下時，QRS 變寬且形狀扭曲。 P：QRS ＝無相關性 節律：不規則 速率：60～100 次／分正常，但有可能 < 60 次／分。
原因	疾病：傳導系統退化性改變、冠狀動脈疾病、急性心肌梗塞導致房室結缺血或纖維化或房室結發炎。 藥物：Digoxin、Procainamidec、Quinidine 等中毒。
臨床處置	1. 依照醫囑給予藥物，例如：Atropine、Isoproterenol 等增加心跳速率。 2. 依照醫囑停用藥物，例如：Digitails、Verapamil、Propranolol、Quinidine 等。 3. 避免使用 Lidocaine，因會抑制心室節律點。 4. 置入心臟節律器（pacemaker）。 5. 密切監測生命徵象和心電圖變化。

第八章

心血管疾病之護理
（Nursing Care of Cardiovascular Disease）

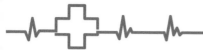

一、心臟復健運動（Cardiac Rehabilitation）

美國疾病管制中心（Centers for Disease Control and Prevention, CDC）公布世界有超過 2,500 種疾病，而其中約 500 種可以獲得痊癒。雖然多數疾病是無法獲得痊癒，但是卻可以透過醫學科技的治療、生活型態的管理，加以控制病情的進展。因此，當醫護專業人員將病患自疾病的死亡邊緣搶救回來後，還需要繼續照護病患，使其不但能延續生命，甚至再次回歸家庭與社會，並享有健康的生活品質。世界衛生組織（World Health Organization, WHO）將健康相關生活品質定義為，個人在其所生存的文化與價值體系中，感受其生活所處的情境，包括六個層面，即是身體、心理、獨立、社交關係、環境及心靈、個人信仰或信念等領域。

根據研究結果的報告，接受過心導管或心臟手術治療的病患，若有接受心臟復健運動，其血管再堵塞的機率比沒有接受的病患還低，而且死亡率可降低 25%。在許多先進的國家中，心臟復健運動已經是心臟病患的常規治療，尤其是冠狀動脈堵塞或其他動脈異常的病患，更是心臟復健主要服務的對象，有效的心臟復健不僅可以幫助病患在心臟疾病後儘速恢復心臟功能，更可以恢復心理的正常

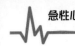
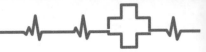
狀態，甚至藉由對高血壓、高膽固醇、糖尿病等心臟血管危險因子的控制，進而預防血管再次堵塞。

由於身體的不活動在疾病的病因學上具有舉足輕重的角色，因此，體能活動的照護措施在疾病的預防與復健是不可或缺的。例如，規律運動在生理上可以加強心肌收縮能力（myocardial contractility）、增加心輸出量（cardiac output）、提高攝氧量（oxygen uptake）、促進心肺耐力（cardio-respiratory endurance）、預防心血管疾病（cardiovascular disease）等。規律運動在心理上可以降低憂鬱程度（depression）、增進安適感（wellness）、提昇生活品質（quality of life）等。就國內罹患冠狀動脈疾病年齡層逐年下降的趨勢而言，心臟復健著實是不可忽視的重要專業療護。

心臟復健（cardiac rehabilitation）是一個具有醫療監測的活動課程，目的是為了幫助心臟病患快速恢復或改善至自己的最佳生理、心理和社會之功能狀態。因此，病患於發病後，藉由系統性的運動訓練、衛生指導以及疾病危險因子的控制，重新建立以及維護其原有的生理、社交以及心理功能。當然必須加上患者自己的努力，以期能恢復到原先在社會上所扮演的角色，而過著積極有意義、有品質的生活。

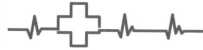

(一)目 的

心臟復健目的在幫助病患在心臟病發作後，能恢復到日常生活功能，同時讓病患能瞭解自己疾病及處置的過程，並進而預防疾病的復發。復健的過程必須融入各不同的專業人員共同合作，包含醫師、護理師、物理治療師、營養師、心理治療師、藥師、社工師等。病患加上各醫護專業配合的療護，才是治療以及預防心臟疾病的最佳方法，以達成以下之目的：

1. 增進心臟血管功能。

2. 治療疾病症狀。

3. 控制疾病復發之危險因子。

4. 提供體能限制訊息。

5. 提供職業指導。

6. 改善不當之心理反應與因應策略。

7. 減少社會醫療成本。

8. 提昇生活品質。

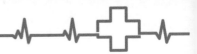
(二)對象

心臟復健服務的對象有二，其一是罹患心臟疾病的患者，其二是具有心血管高危險因子且必須防範未來轉變為心臟疾病的患者：

1. 冠狀動脈疾病患者。

2. 冠狀動脈繞道手術病患。

3. 心肌梗塞病患。

4. 穩定型心絞痛病患。

5. 冠狀動脈疾病高危險群。

6. 心臟移植病患。

7. 心血管高危險因子：高血壓、高血脂、吸菸、肥胖、糖尿病等，請參見本書第三章。

(三)過程

心臟復健計畫可分為四個時期，第一期是指從疾病發作到出院為止，也就是住院期，在這個階段盡力治療病患的疾病與預防併發症。第二期是從出院到出院後三個月，也就是門診期，這個階段針對個別病患的差異性給予適當的治療計畫，例如提供運動、飲食、

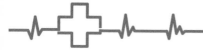

情緒、用藥、社會資源等專業的治療、建議、諮詢、衛教指導。第三、四期是維護期，治療計畫針對每個患者不同的社會環境、身心理需求量身規劃。完整的心臟復健需要持續 1～1.5 年不等，一般來說，第一、二期是必要的，第三、四期的必要性則是因人而異。無論如何，在完整的復健過程中，要維持患者規律運動的動機，需要多方面的努力。以下就各期分別介紹：

1. 第一期：住院期

第一期為住院期，是指從疾病發作到出院為止，期間可從數天到數週不等，通常約持續 6～12 天。在這個階段醫護專業人員不但盡力治療病患的疾病，而且須避免病患在這一段期間因臥床休息而產生的併發症，例如：肌力萎縮、日常生活功能下降等。因此，當急性心肌梗塞患者病況穩定，在心臟科加護病房裡，就可以開始於醫護人員指導下，以及使用心電圖監測等儀器的監督，漸進式的進行心臟復健運動訓練，活動量介於 1～3 METs。此期的目標為：

- 幫助疾病的處理。
- 預防生理功能的退化。
- 預防併發症。
- 給予心理的支持。

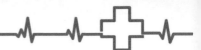

・提供衛教指導。

確切的活動量將視患者臨床狀況而定，不過項目可以包含有：全身肢體的輕度關節活動，監督並輔助患者逐漸恢復進行坐、站、走、盥洗等日常活動。患者開始從事大關節活動，例如：步行、爬樓梯、電動履帶跑步機或固定式腳踏車等，須在醫護人員監測心跳、脈搏速率或心電圖之下執行。目標幫助患者在心肌梗塞發作 2 週內，逐漸增加活動量，直到能較輕鬆地爬兩層階梯而沒有不適的症狀，並能完成日常生活中一般性的輕度活動。

若病患需要接受心臟外科手術，則醫護專業人員會事先於手術前，教導病患腹式呼吸、咳痰方法以及使用深呼吸誘發器。病患從事這些活動，將可以減少術後的肺部併發症的發生機率。

2.第二期：門診期

第二期為門診期，時間是自出院後開始，約持續 8～12 週，仍需於心電圖監測下繼續實施運動訓練。此期結束前，活動量至少達到 5 METs 以上。門診心臟復健期以恢復正常心肺耐力（cardio-respiratory endurance）為目標，包含：

・幫助疾病的處理。

・改善生理功能。

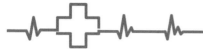

- 持續給予心理的支持。

- 持續提供衛教。

- 調整生活型態。

- 降低危險因子。

出院到梗塞發作後的 6 週之前,病患每日應繼續出院前經醫護專業人員所教導的低強度運動,例如散步,無需急著提高運動的強度,但需要參考已擬定的心臟復健運動計畫,逐漸增加每日的運動時間。梗塞後 6～16 週期間,可針對患者的個別性,包括:病情、年齡、性別、疾病嚴重程度、運動危險程度、工作性質、休閒需求、個人期待等,運用各種運動形式,包括氧運動、重量訓練、休閒性運動、太極拳、八段錦、易筋經等,來設計多元化內容的運動訓練。病患者宜在運動訓練開始之前,接受運動心肺功能測試(cardiopulmonary exercise testing),以確認對患者有效又安全的運動方式以及運動強度。

在訓練期,患者每週 2～3 次至復健門診,在醫師以及治療師監督指導下進行運動訓練,每次約 30～40 分鐘。在運動前、運動中、運動後,皆以心電圖監測儀器輔助觀察心臟功能,亦有醫護專業人員監測心跳、血壓以及病患的反應。此外,心臟復健的重要關

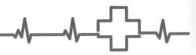

鍵是在治療的早期，就開始強調改變生活型態與習慣，例如：作息、飲食、抽菸、運動等，並應用衛教指導、行為治療等方法，修正患者的認知、態度、行為，並建立病患健康的自我照顧、自我管理等模式。

3.第三、四期：維護期

第三、四期為維護期，此期將承接第二期的心臟復健運動計畫，時間約持續半年，為自我監測的運動訓練。在為期 12 週心臟復健門診期之後，隨著病患運動能力的逐步增強，患者的心肺耐力大多可以恢復至穩定的高峰期，故此期的目標為：

- 維持最佳的生理功能。
- 加強衛教指導。
- 維持良好的生活型態。
- 維持適宜的飲食習慣。
- 持續心臟復健運動。

此期患者自行以規律運動來維持先前運動訓練所獲得的成效，不須再依賴醫護專業人員的監督，然而病患應定期接受追蹤檢查。值得注意的是，病患若能維持規律運動習慣，至少每週 2～3 次，每次持續 30 分鐘，就可以保持體能在理想的水準，反之，如果停

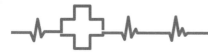
止運動，則先前運動訓練的成效，將在數週之內逐漸消失。

下表為疾病發作後週數與可執行活動之參考，其中指標並非適用於每一位病患，實際的活動仍應視個人恢復情況而定，或參閱表8-1日常生活活動參照表。

表 8-1　日常生活活動參照表

疾病發作後週數	活動類別	活動內容
2～3 週	輕度活動	休息、飲食、寫字、穿衣、編織、散步、肩部或腰部放鬆運動。
4～6 週	輕度活動	簡易體操、高架式慢太極拳、外丹功、房事、步行、爬樓梯（四層樓）。
8～10 週	輕度活動	自我照顧、洗衣、恢復上班工作、懷孕、駕駛小機車。
12～14 週	中度活動	種花（除草、園藝）、鋪床、打高爾夫球、背抱嬰兒。
16 週	重度活動	用力挖掘、鋸木頭、打網球、出國旅遊、登小山
6 個月後	非常重的活動	騎腳踏車、游泳、背扛重物、駕駛卡車、登高山

㈣禁忌

心臟復健對病患著實是不可輕忽的重要專業療護，但並非任何

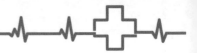

心臟血管疾病的患者皆適宜，以下所列為心臟復健運動的禁忌：

 1. 不穩定型心絞痛。

 2. 嚴重的心律不整。

 3. 明顯的心臟衰竭。

 4. 左心室出口嚴重狹窄。

 5. 主動脈剝離。

 6. 急性心肌炎。

 7. 嚴重的全身性疾病。

 8. 血栓靜脈炎。

 9. 急性肺栓塞。

 10. 嚴重的高血壓。

 11. 控制極差的糖尿病。

 12. 明顯的精神疾病。

二、運動心肺功能測試（Cardiopulmonary Exercise Test）

　　心臟復健運動計畫之規劃執行前，必須完成一系列的相關測試，以保障病患復健的適當性以及安全性。首先，介紹運動心肺功

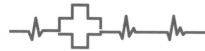

能測試（cardiopulmonary exercise test）或稱為運動心電圖（exercise EKG），其主要目的是明確測定罹病身體在運動壓力下（exercise stress）的生理反應，可以定量評估的項目如下：

1. 有氧運動能力，即是最大攝氧量。

2. 運動時的血流變化，包括心跳以及血壓反應。

3. 運動時心臟的電生理反應。

4. 限制運動的徵兆或症狀。

醫療專業人員將根據此結果，來評估個別病患在某些特殊的生活以及職業類別的功能狀態與執行能力。所謂監測運動時心肺之功能，即是監測最大日常生活功能，而心肺耐力評估常用代謝等同層級（metabolic equivalent level, MET）為指標，請參見本章「三、日常生活功能指標」。

執行運動心肺功能測試時，皆應以運動心電圖監測儀器輔助觀察心臟功能，並詳細記錄運動時的血壓、心跳、心律等各項生理反應，以及心肌缺血跡象、病患不適症狀。運動心肺功能測試還應用精密的氣流監測器，以及呼吸換氣分析儀器。運動心電圖可以分析受測病患的心律情況，以及得知是否有缺血性心臟病變。氣流監測器可以測出每一口呼吸的氣流，以分析受測病患的氣流是否順暢。

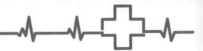

呼吸換氣分析儀可以測出呼吸時氧氣的消耗和二氧化碳的產生，以分析受測病患的心肺功能。若是結合計量運動器，則可以測出肌肉骨骼系統的力量以及所作的功。因此，運動心肺功能測試可以完整的測試出病患的心、肺以及肌肉系統功能。

運動心肺功能測試在臨床上可以幫助心臟復健醫師評估病患心肺功能的危險程度、評估手術成效、評估藥物療效、評估活動限制程度以及預後成果，藉以輔助醫師開立「運動處方」。此外，除了評估運動能力，還可以早期察覺有可能出現的任何不穩定現象，有助於病患心臟復健運動的規劃與設計，例如，確認對患者有效又安全的運動方式以及運動強度，從而減低因運動而導致各種不良反應的機率。同時，可以藉此機會指導病患運動時的體能變化以及反應，也澄清病患對運動安全的疑慮。

在運動心肺功能測試過程中，醫護專業人員宜先解釋測試方法，再為病患接上所需的生理監視器，例如：心電圖導線、血壓測量器、血氧監測器、最大耗氧量監測面罩等。過程中包含暖身運動（warm up）、運動測試（exercise test）以及緩和運動（cool down）等，而心肺功能測試所包含的儀器與方法有極多種類，但最常用的為電動履跑步機（treadmill）以及循環搖動機（cycle ergo-

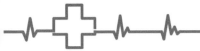

meter），說明如下：

㈠心肺功能測試儀：

心肺功能測試儀有固定式與攜帶式不同功能類別，基本上可以應用於運動試驗以及不同運動的生理情況分析，藉以評估運動訓練方式以及其對病患運動能力的效果。心肺功能測試儀檢測主要是測試心肺功能，分析最大攝氧量（maximal oxygen uptake, $VO_{2\,max}$），即是測最大吐氣量及最大吸氣量。最大攝氧量（$VO_{2\,max}$）為測量個體心肺功能方式之一，最具信度以及效度的單一指標，其主要是受最大心輸出量以及動靜脈氧氣差的影響。當規律且適度的身體活動，可以增加最大攝氧量、加速血液循環、改善血液供給氧氣的能力。身體不活動的生活型態者最大攝氧量約每 10 年下降 5～10%，而老年耐力型運動員則以每 10 年 5% 的速率下降。

心肺功能測試儀於執行運動心肺功能測試時，可以有效地監測病患體能，幫助其獲取最佳的運動效能，並預防有可能的運動損傷與併發症。此外，於未來的復健過程中，可以增強病患的執行動機，可以激勵病患的治療信心，並獲得最佳的治療效果。若是病患將返回職場，此將可以分析不能承受工作負荷的原因、實際工作狀

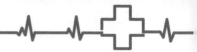

態下失能的程度，以提供疾病恢復後返回工作的職業健康參考。

（二）電動履帶跑步機：

電動履帶跑步機（treadmill）是心肺功能測試方法中最常見的一種，可以做運動壓力測試（exercise stress test）、體能測試（fitness test）等，藉由測驗的結果可以分析病患的心肺耐力。心肺耐力（cardio-respiratory endurance）又稱心肺適能，是指個人在從事身體活動時，身體肺臟吸入氧氣、心臟循環系統攜帶與運送氧氣、肌肉利用氧氣產生能量等能力。心肺耐力所涵蓋的範圍有：心臟、肺臟、血管、血液等組織系統，肺臟與心臟從空氣中攜帶氧氣，並將氧氣輸送到組織細胞加以使用，一般是以最大攝氧量（$VO_{2\,max}$）作為評估心肺耐力優劣的標準。因此，心肺耐力可以說是個人的心臟、肺臟、血管以及組織細胞有氧能力的指標。

心肺耐力較佳者，則運動時間持續較久，且不會很快就疲倦，平日工作時間也較久、較有效率。心肺耐力隨年齡遞增而逐漸衰退，且衰退的速率隨年齡的增長而越加明顯。有研究結果顯示，不同身體活動量組間的心肺耐力有顯著的差異性存在，且身體活動量與心肺耐力間是呈現出顯著的相關性。就健康觀點而言，擁有良好

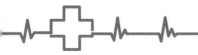

的心肺耐力較可以避免心血管疾病，因此，心肺耐力可視為健康體能的重要因素，也是體適能運動的要點。高身體活動量及高心肺適能之老年人有較佳的生活品質。

(三)腳踏車運動試驗：

腳踏車運動試驗（bicycle exercise test）也是心肺功能測試方法中常見的一種。電動踏車試驗是一種電動操縱的器具，其轉動速率從每小時 1～10 公里，坡度的斜率從水平至 20%，如此可讓病患受試者在平面或不同角度的斜坡運動。其原理、作用、測試、助益等，皆與電動履帶跑步機類似。通常因上半身的活動減少，使得血壓更容易測得、心電圖也更容易紀錄，但須留意手臂的等長或阻力運動，還有不慣於騎腳踏車者，將容易出現肌肉疲乏的現象，而且最大攝氧量（$VO_{2\,max}$）將會被低估 10～15%。

(四)上肢手搖動機：

上肢手搖動機（arm ergometer）是心肺功能測試方法中最常見的一種，利用上肢活動來監測最大攝氧量以及最大心率。相較於電動履帶跑步機之下，上肢手搖動機通常價格較為便宜、不佔空間、

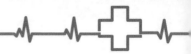

容易攜帶、使用時噪音較小等。此外，容易測得心跳率、血壓等，但是所測得的血壓值較高一些。

三、日常生活功能指標（Index of Activity of Daily Living）

一般而言，監測最大日常生活功能（activity of daily living, ADL），可以使用心肺耐　評估代謝等同層級（metabolic equivalent level, MET）為指標，MET 是一個在靜態以坐姿休息時攝氧量（oxygen uptake）的單位，每公斤體重每分鐘 3.5 毫升$[kg^{-1} \cdot min^{-1} \cdot mL]$。然而與其使用每個人正確休息時的攝氧量，不如使用 MET 來評估。MET 也是能量消耗單位，是活動時與完全休息時的熱能消耗比值，1 MET 約為每分鐘每公斤消耗 3.5 毫升（3.5ml/kg/min）的氧氣量。　病患坐在床旁椅上從事漱洗日常活動，所需要的心肺耐力為 2 MET，則相當於病患在每分鐘內每公斤體重所需要的氧氣為 7 毫升。其他日常活動以及休閒活動與 MET 的參照，請見表 8-2。

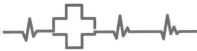

表 8-2　日常活動與休閒活動參照表

MET	步行速度	關節運動	日常活動	休閒活動
1.0	靜態休息	被動關節運動	・臥床休息	一
1.5	每分鐘走26公尺	主動關節運動5次	・床上漱洗 ・床上使用便盆 ・床上他人協助擦澡	一
2.0	每分鐘走40公尺	輕度抗阻力關節運動5次	・坐於床旁椅漱洗、用餐 ・使用床旁便盆椅 ・床上自行部分擦澡	・閱讀書報 ・聽音樂 ・編織活動
2.5	每分鐘走54公尺	站立彎曲運動10次	・站著漱洗、更衣 ・坐於床旁自行擦澡	
3.0	每分鐘走67公尺	提 0.5 公斤重砂袋、彎腰10次	・走到洗手間漱洗 ・走到洗手間如廁 ・走到浴室淋浴 ・乘電梯上一樓再走下一樓	・看電視 ・畫圖
3.5	每分鐘走80公尺	提 1 公斤重砂袋、彎腰 10次	・走上一層樓再走下一層樓 ・日常自我照顧	・做柔軟操
4～5	每分鐘走90公尺	一	・洗衣服 ・曬棉被	・編織 ・從事輕手工藝 ・釣魚 ・打保齡球 ・打高爾夫球 ・打羽毛球
5～6	每分鐘走100公尺	一	・洗車 ・打蠟 ・提 9 公斤重物	・游泳（自由式，18公尺／分鐘） ・騎腳踏車（260公尺／分鐘）

（續）

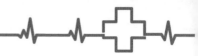
MET	步行速度	關節運動	日常活動	休閒活動
6～7	每分鐘走135公尺	—	・提20公斤重物	・慢跑 ・打籃球 ・打網球

　　運動強度是反應運動負荷的重要指標，但目前還沒有統一的分類方法。美國運動醫學院（American College of Sports Medicine, ACSM）建議以最大攝氧量來評估運動強度，將攝氧量的值除以3.5，即可以換算成MET。運動強度可以區分為輕度、中度、重度、極重度以及激烈運動等五級。表8-3為五種層級體能活動之能量消耗參照，此乃依據運動強度而訂定。

表 8-3　體能活動之能量消耗表

運動強度	能量消耗			
	大卡／分鐘	升／分鐘[a]	毫升／公斤／分鐘[b]	MET
輕度	1.5～3.4	0.3～0.69	5.4～12.5	1.2～2.7
中度	3.5～5.4	0.7～1.09	12.6～19.8	2.8～4.3
重度	5.5～7.4	1.10～1.49	19.9～27.1	4.4～5.9
極重度	7.5～9.4	1.50～1.89	27.2～34.4	6.0～7.5
激烈運動	≧9.5	≧1.9	≧34.5	≧7.6

[a] 每分鐘消耗5大卡能量所需氧氣　　　　[b] 攝氧量

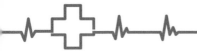

四、出院後之復健原則（Principle of Cardiac Rehabilitation）

　　病患經歷重大疾病發作或甚至接受手術之後 4～6 週，容易感受到身體虛弱、無力，以及心理憂鬱、不安適，家屬除給予精神上的支持外，還可以協助病患從事復健運動。適量的運動可以鍛鍊心肺耐力，可以降低血壓、血脂，並促進血液循環、新陳代謝，以保持理想體重，預防相關心臟血管危險因子。病患可以依據醫師的心臟復健運動計畫持續執行相關活動，運動強度可以依據病患當下的情況，而有所調整，例如，心肌梗塞後以病患安靜時的每分鐘心跳數加上 20 次，手術後以安靜時的每分鐘心跳數加上 30 次，但病患自己還需評估身體是否能忍受。建議採逐漸式的增加身體連續活動，時間可至 10～15 分鐘，再逐漸增加運動強度。運動時間可採間歇性活動，每活動 3～5 分鐘，休息 1～2 分鐘（休息須短於活動時間），所有身體活動時間合計約 20 分鐘。運動次數對初期活動（第 1～3 天）者每天 3～4 次，第 4 天以後每天 2 次。生理的老化、疾病是不難以避免的，但透過身體活動或運動，可以延緩老化速率、能增進心肺耐力、恢復健康，並且提昇其生活品質。

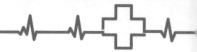
(一)注意事項

1. 運動前後均需測量每分鐘的脈搏次數以及規律性。將右食指與中指輕放於左手腕外側（手心向上），尋找脈搏跳動的部位。運動前，先量休息時的心跳，每分鐘不宜超過 100 次或是低於 50 次。運動後，立即再量脈搏，每分鐘勿超過 120 次或比運動前每分鐘增加 25% 或減少 10% 以上，因這些徵象都表示心臟無活動量。

2. 於運動前至少要有 5～10 分鐘的暖身運動，例如：關節活動、散步，運動時每次約 20～30 分鐘。運動後至少也要有 5～10 分鐘的緩和運動，例如：關節活動、散步。活動量應慢慢增加，每次增加的活動量不可太多，第一次嘗試活動時，應在醫護專業人員的監測下或經醫師的許可下才宜進行。活動量大的活動時間應較短。活動應於飯後 2～3 小時或飯前 1 小時進行，一天兩次。

3. 在運動中、後的最大心跳數應不超過休息時心跳數 25 次以上。

4. 運動中如有稍喘的感覺時，應配合深呼吸。

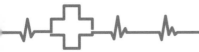

5. 運動中有疲憊、頭暈、喘、胸悶、胸痛、盜汗、眩暈、噁心、呼吸困難、臉色發白等費力症狀，則表示心臟無法承受此活動量，應立即停止運動，並充分休息。

6. 可以採等張性的肌肉收縮，強調大肌肉群的有氧運動方式，須避免閉氣用力之運動方式，例如：用力解大便、提重物、舉重等。

7. 術後 3 個月內，不宜做過度擴胸運動。

8. 外出運動應選擇氣候溫和時，切勿在太冷或太熱的天氣下，冒然運動。並應隨身攜帶硝酸甘油含片，在運動中若有心絞痛時可馬上服用。

9. 必須定期回心臟科及復健科接受追蹤檢查或治療。

10. 運動必須持之以恆，並保持輕鬆舒適的心情。

㈡五個階段活動進度

患者出院後必須養成運動的習慣，才能發揮心臟復健運動的最大效益。當每一階段的走路速度沒有不適的症狀時，即表示目前的心臟功能可以承擔此一階段的工作或活動。出院後的活動進度，可以參考表 8~4 的五個階段執行。

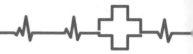

表 8-4　出院後活動進度階段表

階段	出院後	每天步行距離與時間	家事、職業、休閒活動
1	第 1 週	450 公尺／5 分鐘	家事：掃地、吸塵器清掃、整理臥室、用縫衣機、坐著縫補、站著煮飯、洗碗碟、整理床舖、站著熨燙。 職業：打字、書記、製圖、桌上工作、西裝裁縫師、手錶修理、收音機修理、電視修理、汽車修理、車床、鎖匠、機車裝配組合、守衛。 休閒：看電視及書報、玩牌、編織、騎腳踏車（160 公尺／分鐘）、整理花園、釣魚、羽毛球、保齡球。
2	第 2 週	900 公尺／10 分鐘	家事：用手洗物、用力擦地板、用手扭絞物品。 職業：貼壁紙、輕度木工、刷油漆、水泥工。 休閒：跳舞、桌球、網球、羽毛球、騎腳踏車（210 公尺／分鐘）、溜冰、柔軟體操。
	第 3 週	1000 公尺／10 分鐘	
3	第 4～5 週	2000 公尺／20 分鐘	家事：洗車及打蠟。 職業：提 9 公斤物品、做雜工。 休閒：跳倫巴舞、整理花園挖掘、騎腳踏車（260 公尺／分鐘）、自由式游泳（18 公尺／分鐘）、釣魚、騎馬小跑步、滑輪溜冰。
	第 6 週	2200 公尺／20 分鐘	
	第 7 週	2400 公尺／20 分鐘	
4	第 8 週	2700 公尺／20 分鐘	家事：用手除草、鋤掘、騎馬奔馳。 職業：提 36 公斤物品、鏟子工作。 休閒：慢跑（133 公尺／分鐘）、爬山、騎腳踏車（320 公尺／分鐘）、蛙式游泳（36 公尺／分鐘）、輕度籃球、網球、回力球、手球、劍術、彎膝 30 分鐘。
	第 9～10 週	3375 公尺／25 分鐘	
	第 11 週	3750 公尺／25 分鐘	

（續）

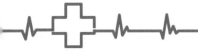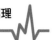

階段	出院後	每天步行距離與時間	家事、職業、休閒活動
5	第 12 週	4000 公尺／25 分鐘	家事：用手除草、鋤掘、騎馬奔馳。 職業：提 36 公斤物品、鏟子工作。 休閒：慢跑（133 公尺／分鐘）、爬山、騎腳踏車（320 公尺／分鐘）、蛙式游泳（36 公尺／分鐘）、網球、籃球、回力球、手球、劍術、彎膝 30 分鐘。

五、心臟病飲食原則（Principle of Diet for Heart Disease）

　　病患在服用抗凝血藥物期間，必須定期檢查血液的凝固速度，如果生活飲食有改變應告知醫護人員。因為有些抗生素以及一些非處方藥物、維他命、酒精等都會影響抗凝血藥物的效用。然而改變生活型態、改變飲食習慣等，對於疾病的恢復與健康的維護也很重，例如，病患宜多攝取低膽固醇、低脂肪的飲食。為了維持抗凝藥物的效果，日常生活中應避免進食維他命 K 高含量的食物，維他命 K 含量高的有：白蘿蔔、雛豆、花椰菜、包心菜、菠菜、牛肝、豬肝，維他命 K 含量中的有：甘藍菜、蘆筍、萵苣、燕麥、乳酪、

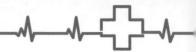

雞肝。

六、注意事項

(一)飲食原則以恢復體力為重，但是體重過重者或肥胖者宜採溫
和方式減重，如此不僅可降低血膽固醇，亦有助於血壓及血
糖的控制。對於病後體力、食慾較差者，應同時考量個別性
的需求以及均衡營養原則，以攝取充足的養分促進疾病復
原、體力恢復。

(二)採低膽固醇飲食，多選用去皮的瘦肉，例如：雞、魚，而湯
汁可在冰箱冷藏後去除上層油脂，以減少含油量。使用植物
油取代動物油，尤其是含豐富飽和脂肪酸，例如：橄欖油、
芥子油、紅花油等。但仍需注意不可過量，並且減少使用加
油的烹調方式，例如：炸、煎、炒，宜配合低油烹調方式，
例如：蒸、燉、烤、紅燒、涼拌的烹調方式。

(三)避免攝取過高熱量，而限制脂肪比例以及選擇脂肪來源也是
相當重要。

(四)避免食用高膽固醇食品，例如：動物心、肝、腎、腦、腸等

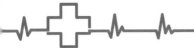

內臟，牡蠣、蝦、鮑魚、墨魚、蛤、鰻、章魚、魚卵等海鮮，還有蛋黃。

㈤避免食用高脂肪食品，例如：煉乳、全脂奶粉、冰淇淋、鮮奶油、乳酪、沙拉醬、豬油、清香油、肥肉、五花肉、蹄膀、豬皮、雞皮、熱狗、肉圓、油豆腐、燒餅、油條、鍋貼、煎包、蛋糕、小西點、蔥油餅、喜餅、瓜子、花生、腰果、杏仁等。

㈥避免食用高鹽、高鈉的食品，例如：火腿、香腸、豬肉乾、肉鬆、鹹魚、鹹蛋、滷味、花瓜、肉醬、蔭瓜、麵筋、豆腐乳、海苔醬、炸雞、漢堡、可樂、薯條、蛋糕、蘇打、餅乾、麵線、油麵、榨菜、梅乾菜、泡菜、雪裡紅、乾果類、蜜餞、杏仁果。

㈦避免食用高鹽、高鈉的調味品，例如：味精、鹽、豆瓣醬、沙茶醬、蠔油、番茄醬、豆豉、味噌、烏醋、醬油。一般可攝取 3000 毫克的鈉（約 7 公克鹽），低鹽、低鈉烹調方法是少用刺激性調味品，例如：辣椒、咖哩粉，盡量選擇新鮮的食物，可利用蔥、薑、蒜、白醋、五香、八角等天然香料調味，來增加食物的美味。

國家圖書館出版品預行編目資料

急性心血管疾病之護理／葉美玲, 陳興夏, 陳
靜修著，一二版.一臺北市：五南， 2013. 03
面； 公分
ISBN 978-957-11-6979-8（平裝）
1.心血管疾病 2.心血管護理
415.3 102000107

5K90

急性心血管疾病之護理

作　　者 — 葉美玲（324.1）、陳興夏（249.4）、
　　　　　　 陳靜修（266.4）

發 行 人 — 楊榮川

總 經 理 — 楊士清

副總編輯 — 王俐文

責任編輯 — 劉好殊

封面設計 — 斐類設計工作室

出 版 者 — 五南圖書出版股份有限公司

地　　址：106 台北市大安區和平東路二段 339 號 4 樓

電　　話：(02)2705-5066　傳　真：(02)2706-6100

網　　址：http://www.wunan.com.tw

電子郵件：wunan@wunan.com.tw

劃撥帳號：01068953

戶　　名：五南圖書出版股份有限公司

法律顧問　林勝安律師事務所　林勝安律師

出版日期　2006 年 7 月初版一刷
　　　　　 2013 年 3 月二版一刷
　　　　　 2018 年 10月二版二刷

定　　價　新臺幣 550 元